이런 증상, 무슨 병이지?

BYOUKI NO KATAROGU SHOUJOU NO MIHON
by MITSURU ANDO

Copyright ⓒ 2009 by MITSURU ANDO
All rights reserved.

Illustrations by Masaaki Katabami(Imagination Creative)

Original Japanese edition publication in 2009
by Mainichi Communications, Inc. Tokyo.
Korean translation rights arranged with Mainichi Communications, Inc. Tokyo and
Sam&Parkers Co., Ltd. through PLS Agency.
Korean translation edition ⓒ 2010 by Sam&Parkers Co., Ltd.

이 책의 한국어판 저작권은 PLS를 통한 저작권자와의 독점 계약으로 (주)쌤앤파커스에 있습니다.
신저작권법에 의하여 한국어판의 저작권 보호를 받는 서적이므로 무단 전재와 복제를 금합니다.

바로바로 찾아보는 70가지 증상별 쾌속진단

이런 증상, 무슨 병이지?

안도 미쓰루 지음 | 이승남(가정의학과 전문의) 감수 | 김정환 옮김

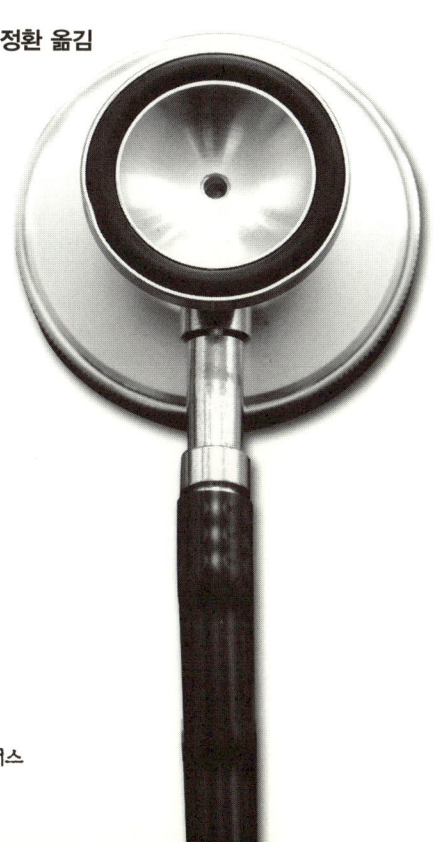

쌤앤파커스

이런 증상, 무슨 병이지?

2010년 10월 1일 초판 1쇄 발행 | 2010년 10월 7일 2쇄 발행
지은이 · 안도 미쓰루 | 옮긴이 · 김정환
일러스트 · 카타바미 마사아키(Imagination Creative)

펴낸이 · 박시형
표지 디자인 · 김애숙 | 본문 디자인 · 박보희

경영총괄 · 이준혁
디자인 · 김애숙, 서혜정, 박보희 | 출판기획 · 고아라, 김대준
편집 · 최세현, 권정희, 이선희, 김은경, 이혜진
마케팅 · 권금숙, 김석원, 김명래, 백승훈
경영지원 · 김상현, 이연정
펴낸곳 · (주)쌤앤파커스 | 출판신고 · 2006년 9월 25일 제313-2006-000210호
주소 · 서울시 마포구 동교동 203-2 신원빌딩 2층
전화 · 02-3140-4600 | 팩스 · 02-3140-4606 | 이메일 · info@smpk.co.kr

ⓒ 안도 미쓰루 (저작권자와 맺은 특약에 따라 검인을 생략합니다)
ISBN 978-89-92647-48-9(03510)

이 책은 저작권법에 따라 보호받는 저작물이므로 무단 전재와 무단 복제를 금지하며, 이 책 내용의 전부 또는 일부를 이용하려면 반드시 저작권자와 (주)쌤앤파커스의 서면동의를 받아야 합니다.

- 잘못된 책은 바꿔드립니다.   • 책값은 뒤표지에 있습니다.

> 쌤앤파커스(Sam&Parkers)는 독자 여러분의 책에 관한 아이디어와 원고 투고를 설레는 마음으로 기다리고 있습니다. 책으로 엮기를 원하는 아이디어가 있으신 분은 이메일 book@smpk.co.kr로 간단한 개요와 취지, 연락처 등을 보내주세요. 머뭇거리지 말고 문을 두드리세요. 길이 열립니다.

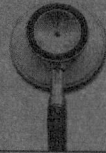

병을 숨기는 자에게는 약이 없다.

에티오피아 속담

감수자의 글

내 몸의 적신호를 놓치지 않는 것이 건강의 기본이다

– 감수자 **이승남**(가정의학과 전문의)

몇 년 전, 밤늦은 시각에 한 친구에게서 전화가 걸려왔다.

"승남아! 지금 아파트 주차장에서 집으로 걸어가는 길인데, 아이고, 왜 이렇게 숨이 찬지 모르겠다. 가슴이 너무 갑갑하네…. 나 어디가 아픈 거냐?"

나는 친구가 고혈압과 당뇨병을 앓고 있다는 것을 알고 있었기에 이렇게 말해주었다.

"빨리 응급실로 가서 바로 심전도를 찍어봐. 직접 운전하지 말고, 꼭 택시 타고 병원에 가야 한다!"

심전도 검사 결과 친구는 '급성 심근경색'인 것으로 밝혀졌다. 만약에 이 친구가 나에게 전화를 하지 않았다면 어떻게 되었을까? 그냥 누워서 쉬어야겠다는 생각에 그대로 집에 들어가 잠을 잤다면 심장마비로 사망했을지도 모르는 일이다.

가정의학과 전문의로서 의사 생활을 한 지도 어느덧 25년이 넘었다. 내가 진료실에서 만나는 많은 사람들은 저마다 다양한 증세와 병을 가지고 있다. 하지만 의사로서 누구에게나 공통적으로 당부를 드리는 말이 몇 가지 있는데, 그 가운데 하나가 '자기 자신도 모르는 사이에 위험한 질병의 신호를 간과할 수 있다.'라는 것이다.

평소와 다르게 몸에 이상 증상이 느껴질 때 그것이 심각한 것인지 아닌지에 대해 어느 정도 알고 있다면, 위급한 상황에서도 올바르게 대처할 수 있다. 그런 면에서 《이런 증상, 무슨 병이지?》는 많은 도움을 제공한다. 일상적으로 흔히 경험할 수 있는 증상들을 다루고 있기에, 각 질병의 주요 특징과 대처 방법을 건강 상식으로 알아두어도 유용할 것이다.

사람들이 보통 병원에 가는 것을 꺼리거나 귀찮아하는 것이 사실이지만, '이것 때문에 병원을 가야 하나?', '증상이 이럴 때는 어느 진료과로 가야 하지?' 등에 대해 잘 몰라서 시간을 끌다가 제때 치료를 받지 못하는 경우도 많다. 이 책은 그러한 궁금증을 해결하는 데도 좋은 길잡이가 되어줄 것이다.

《이런 증상, 무슨 병이지?》는 일반 독자의 눈높이에 맞추어, 의사의 입장이 아닌 환자의 입장에서 다양한 병을 이해하기 쉽게 풀어 썼다. 전문적인 용어를 쓰지 않고, 환자가 느끼는 증상을 구체적으로 표현한 것이 장점이다. 특히 환자가 증상을 호소하고 의사가 질문을 던지는 대화문의 예시들은 실제로 진찰이 이루어지는 상황을 생생하게 보여주고 있어, 나 역시도 흥미롭고 인상 깊게 읽었다.

감수를 하면서 책에 나온 진료과 명칭과 병명은 한국의 실정에 맞게 바꾸었다. 그 외의 부분은 되도록 원문을 그대로 살렸기 때문에 책에 나와 있는 약 중에는 국내에 없는 것도 있다.

몸에 뭔가 이상한 증상이 나타났을 땐 어떻게 하는가? 별다른 행동을 취하지 않는 사람들이 생각보다 꽤 많다. 신경이 쓰이고 걱정은 되지만 '에이, 이러다 괜찮아지겠지.' 하면서 방치하는 것이다. 그러나 이러한 태도는 때로 위험을 초래한다.

내 몸의 증세는 내가 정확히 알아야 한다. 그래야만 '호미로 막을 것을 가래로 막게 되는' 불상사를 방지할 수 있다. 호미로 충분히 막을 수 있는 것을 가래로도 막지 못하는 상황이 되어 자칫 '둑이 터져버리면' 생명을 잃게 될 수도 있다.

무엇보다도 자신의 몸에 나타난 증상이 '생명을 위협하는 것인가, 아닌가?'를 판단하는 일은 매우 중요하다. 생명에 지장이 있는 경우에는 주치의와 상담하거나 즉시 응급실에 가야 하기 때문이다.

《이런 증상, 무슨 병이지?》를 가정 상비용으로 두고 수시로 찾아보길 권한다. 몸이 적신호를 나타낼 때 이 책을 적극적으로 활용한다면, 병에서 좀 더 빨리 벗어나고 건강을 지키는 데 큰 도움이 될 것이라고 생각한다.

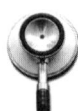
이 책의 특징과 이용법

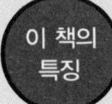

- 병과 맞서기 위한 최선의 방법은 '자신의 증상에 맞는 전문가(병원과 진료과)를 찾는' 것이다.
- 이 책은 병을 이겨내기 위해 '전문가를 찾는 법'을 알기 쉽게 정리했다.
- '효과적으로 병과 맞서기 =전문가에게 도움을 얻기' 위해 필요한 지식을 '자각증상'이라는 포인트에 주안점을 두고 설명했다. 자각증상은 병을 이해하고 대처하는 데 도움이 되는 많은 정보를 가르쳐준다.

- 모든 종류의 증상과 병을 망라하지는 않았지만, 흔히 경험하게 되는 증상과 가장 대표적인 70가지의 병에 대해 다루었다.
- 만약 마음에 걸리는 증상이 있다면, 해당되는 내용을 찾아서 읽어보기 바란다.
- 이 책은 자신의 증상을 치료하기 위해 찾아가야 하는 적합한 진료과와, 의사에게 자각증상을 정확하게 전달하는 방법에 대해 알고 싶을 때 참고할 수 있다.
- 현재 특별히 신경 쓰이는 증상이 없는 사람도 앞으로 어떤 증상을 경험하게 될지 알 수 없으므로 주의 깊게 읽어보기 바란다.
- 평소 건강에 대해 관심이 높은 사람도 흥미롭게 읽을 수 있도록 만들었다.

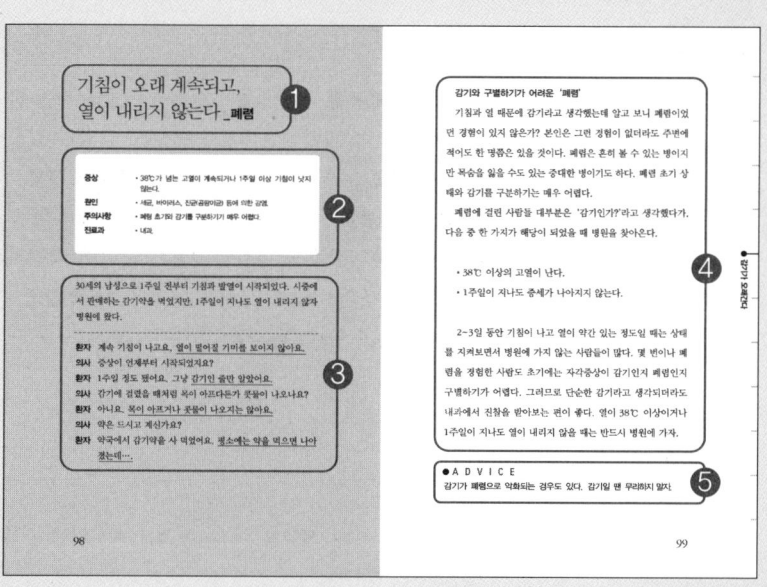

이 책의 구성

❶ 이 병에서 흔히 나타나는 자각증상이다.

❷ 자각증상과 의사와의 상담 내용으로 알 수 있는 병의 특징을 정리했다.

❸ 어떤 경위로 병원에 오게 되었는지 사례를 들고, 병원에 갔을 때 의사와 나누는 대화의 예를 제시했다. 의사가 진단을 내리는 데 참고가 되는 내용은 밑줄을 그어 표시했다.

❹ 병에 대한 정보와 대처법, 그리고 찾아가야 할 진료과에 대해 알기 쉽게 설명했다.

❺ 올바르게 대처하기 위해 알아둬야 할 사항을 적었다.

감수자의 글 6
이 책의 특징과 이용법 10

1 자각증상
머리가 아프다

머리가 욱신욱신 아프고 구역질이 난다 **편두통** • 18 | 목욕을 하거나 마사지를 받으면 두통이 가라앉는다 **긴장성 두통** • 23 | 시판되는 두통약으로도 효과가 있긴 하다 **혼합형 두통** • 28 | 눈 안쪽이 아프고 눈물이나 콧물이 나온다 **군집성 두통** • 32 | 아침에 일어날 때 두통을 느낀다 **뇌종양** • 36 | 앉거나 서 있으면 두통이 있고, 누우면 통증이 사라진다 **두개내 저압성 두통** • 39 | 망치로 얻어맞은 것같이 머리가 아프다 **지주막하 출혈** • 42 | 감기로 머리가 이렇게 아픈 적은 처음이다 **뇌수막염** • 46 | 매일 먹고 있는 두통약이 듣지 않는다 **약물과용 두통** • 49

2 자각증상
현기증이 난다

천장이 빙글빙글 도는 듯한 현기증이 난다 **메니에르병** • 54 | 머리를 움직이면 구역질과 함께 현기증이 찾아온다 **양성발작성 두위현훈증** • 58 | 일어나려고 하면 중심이 잡히지 않는다 **중추성 현기증** • 61 | 앉아 있을 때 정신을 잃는다 **서맥성 부정맥** • 64

3 자각증상
가슴이 아프다

갑작스러운 가슴의 통증과 구역질이 계속된다 **심근경색** • 68 | 계단을 오르면 가슴이 아프다 **노작성 협심증** • 72 | 10분 정도 있으면 저절로 가슴 통증이 사라진다 **이형 협심증** • 75 | 숨을 깊게 쉴 수 없는 가슴 통증이 젊고 마른 남성에게 나타난다 **자연기흉** • 79 | 갑자기 가슴이 아프고 숨쉬기가 힘들다 **폐색전증** • 82 | 등 부분까지 찢어지는 것처럼 가슴이 아프다 **대동맥해리** • 86

4 자각증상
가슴이 두근거린다

갑자기 가슴이 두근거리기 시작했다가 저절로 사라진다 **WPW 증후군** • 90 | 갑작스럽게 가슴이 두근거리고 강렬한 불안감이 찾아온다 **공황장애** • 94

CONTENTS

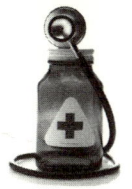

자각증상

감기가 오래간다

기침이 오래 계속되고, 열이 내리지 않는다 **폐렴** • 98 | 목의 통증과 발열, 발한, 체중 저하, 가슴 두근거림이 나타난다 **아급성 갑상샘염** • 100 | 특별한 이유 없이 열이 계속되고 손가락 끝이 아프다 **감염성 심내막염** • 103 | 미열이 계속되며, 잇몸에서 출혈이 그치지 않는다 **백혈병** • 106 | 기침과 미열이 계속되고 체중이 감소한다 **폐결핵** • 109

자각증상

기침이 계속된다

한밤중에 기침이 심해 잠을 잘 수가 없다 **기침이형천식** • 114 | 감기에 걸리지도 않았는데 기침이 계속 나온다 **약이 원인인 기침** • 117 | 기침과 가래 증상이 3개월 정도 계속된다 **부비강염** • 120 | 맑은 콧물과 기침이 나오고, 몸이 노곤하며 눈이 가렵다 **알레르기성 비염** • 122 | 밤중에 기침이 나고 속이 자주 쓰리다 **위식도역류질환** • 125

자각증상

음식을 삼키기 힘들다

고기를 먹으면 가슴이 메는 듯한 느낌이 든다 **식도암** • 130 | 음식을 삼킬 때 목이 멘다 **플럼머-빈슨 증후군** • 133

자각증상

손이 저리다

목에서부터 손가락 끝까지 저리다 **경견완증후군** • 136 | 엄지손가락, 집게손가락, 가운뎃손가락만 저리다 **손목굴증후군** • 139

9 자각 증상
발이 저리다

양쪽 발끝이 저리다 **당뇨병** • 144 | 몸을 앞으로 구부리면 발저림이 사라진다 **척추관협착증** • 147 | 걸을 때 한쪽 장딴지에 통증을 느낀다 **폐색성 동맥경화증** • 150

10 자각 증상
배가 아프다

배가 고프면 아프지만 무엇인가 먹으면 나아진다 **위·십이지장 궤양** • 154 | 위장약을 먹어도 계속 위가 아프고, 점점 체중이 준다 **위암** • 157 | 오른쪽 하복부에 격렬한 통증이 있고 구역질, 발열 증상이 있다 **급성 충수염** • 160 | 식후에 구역질과 복통이 나지만 엎드리면 편안해진다 **상장간막동맥 증후군** • 163 | 스트레스를 받으면 자주 설사를 한다 **과민성장증후군** • 168 | 배 전체에 격렬한 통증이 있다 **상장간막동맥 폐색증** • 171 | 오른쪽 상복부와 하복부에 통증이 있고, 열이 난다 **간주위염** • 174 | 바닥을 뒹굴 정도로 심한 복통이 갑자기 시작된다 **요관결석** • 177 | 복통과 피가 섞인 설사, 미열이 계속된다 **궤양성 대장염** • 180 | 임신 징후가 있으며, 복부 통증과 비정상적인 하혈이 계속된다 **나팔관임신** • 183

11 자각 증상
계속 말라간다

활기는 있지만 심하게 야위어간다 **신경성 식욕부진증** • 188 | 먹어도 살이 빠지며, 가슴이 두근거리고 손이 떨린다 **갑상샘기능항진증** • 191

12 자각 증상
갑자기 귀가 들리지 않는다

어느 날 눈을 뜨니 한쪽 귀가 들리지 않는다 **돌발성 난청** • 196

CONTENTS

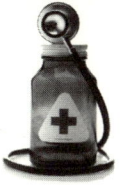

13 자각증상
추위를 심하게 탄다

늘 피곤하고 비정상적으로 추위를 타며 식욕이 없는데도 살이 찐다 **갑상샘기능 저하증** • 200

14 자각증상
소변을 볼 때 아프다

배뇨 시에 따끔거리듯 아프고 잔뇨감이 강하게 느껴진다 **방광염** • 204 | 배뇨통이 있고 소변이 탁하며, 페니스 끝에서 고름이 나온다 **요도염** • 208 | 급격한 발열과 함께 배뇨통이 있고, 소변이 탁하다 **급성 전립선염** • 211

15 자각증상
허리가 아프다

몸이 부들부들 떨릴 정도로 열이 나고 허리가 아프다 **급성 신우신염** • 216 | 갑작스러운 요통과 함께 다리가 아프고 저리다 **추간판 탈출증** • 219 | 가만히 있어도 허리가 아프고, 일어서면 현기증이 난다 **복부대동맥류 파열** • 223 | 지금까지와는 다른 요통으로, 잠을 잘 수 없을 정도로 허리가 아프다 **암의 허리 전이** • 227

16 자각증상
가슴에 멍울이 있다

유방에 1cm 정도의 아프지 않은 딱딱한 멍울이 있다 **유방암** • 232

17 자각증상
힘이 들어가지 않는다

손발에 힘이 들어가지 않고, 혀가 잘 안 움직인다 **뇌경색** • 236 | 손발에 힘이 들어가지 않다가, 저절로 증상이 사라진다 **일과성 뇌허혈 발작** • 239 | 두 다리에 힘이 들어가지 않아 일어설 수가 없다 **길랭-바레 증후군** • 241

18 자각증상
통증과 발진이 생긴다
통증을 동반한 발진이 돋는다 **대상포진** • 246

19 자각증상
잠을 잘 수 없다
이른 새벽에 눈이 떠지고, 그 뒤로 잠을 이루지 못한다 **우울증** • 250

20 자각증상
낮에 견딜 수 없이 졸리다
수면 시간은 충분한데 낮에 몸이 피곤하다 **수면무호흡증후군** • 254

21 자각증상
자각증상이 없다
건강진단에서 '폐에 그림자가 있다'고 들었다 **폐암** • 258 | 건강진단에서 '부정맥이 있다'고 들었다 **심방세동** • 260 | 건강진단에서 '변에 피가 섞여 있다'고 들었다 **대장암** • 263 | 갑자기 의식을 잃었다 **브루가다 증후군** • 266

맺음말 • 269
부록① 진료과의 명칭과 특징 • 273
부록② 자각증상의 7가지 요소 • 281
찾아보기 • 286

자각 증상

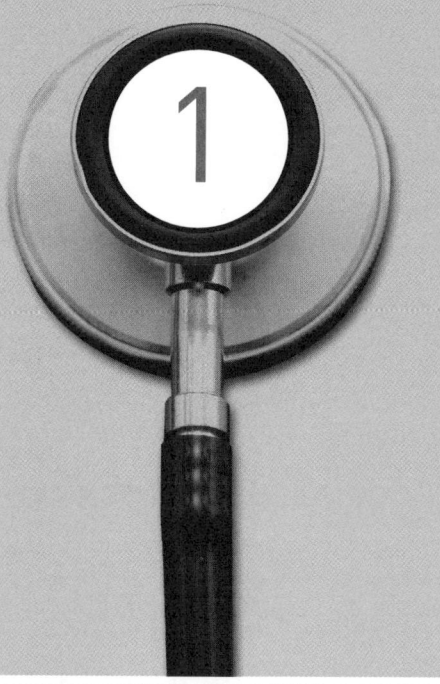

1

머리가 아프다

편두통 | 머리가 욱신욱신 아프고 구역질이 난다
긴장성 두통 | 목욕을 하거나 마사지를 받으면 두통이 가라앉는다
혼합형 두통 | 시판되는 두통약으로도 효과가 있긴 하다
군집성 두통 | 눈 안쪽이 아프고 눈물이나 콧물이 나온다
뇌종양 | 아침에 일어날 때 두통을 느낀다
두개내 저압성 두통 | 앉거나 서 있으면 두통이 있고, 누우면 통증이 사라진다
지주막하 출혈 | 망치로 얻어맞은 것같이 머리가 아프다
뇌수막염 | 감기로 머리가 이렇게 아픈 적은 처음이다
약물과용 두통 | 매일 먹고 있는 두통약이 듣지 않는다

머리가 욱신욱신 아프고
구역질이 난다 _편두통

증상	• 관자놀이, 눈 안쪽, 옆머리가 아프다. • 한쪽 머리만 아플 때가 많지만, 양쪽 모두 아플 때도 있다.
약	• 편두통에는 이미그란®과 조믹®, 렐팩스®, 맥살트®, 애머지®라는 치료약이 있다.
금기사항	• 두통이 났을 때 마사지, 목욕, 운동, 음주를 하거나 진통제를 과잉 섭취하면 안 된다.
진료과	• 두통외래, 신경외과, 신경내과.

32세의 여성으로 고등학교 때부터 종종 극심한 두통에 시달려왔다. 두통과 함께 구역질 증상이 있어 직장생활과 일상에 지장을 받고 있다.

환자 가끔씩 관자놀이가 <u>욱신거리는데</u> 너무 아파 견딜 수가 없어요. 게다가 <u>구역질까지 나서</u> 실제로 토한 적도 있어요.
의사 그 상태가 얼마나 오래 계속되지요?
환자 <u>하룻밤 자고 다음날 아침에 일어나면 말끔히 사라지긴 해요.</u>
의사 그런 두통이 처음 생긴 건 언제였나요?
환자 고등학교 때요.
의사 다른 병원에서 검사를 받아본 적이 있으세요?
환자 10년쯤 전에 대학병원에서 <u>MRI 검사를 받았는데</u>, 아무런 이상이 없다고 하더라고요.

장기간 계속되어온 머리의 통증은 '편두통'일 수 있다!

'편두통'이 있는 사람은 오랜 기간에 걸쳐 심한 통증으로 괴로워한다. 빠르면 초등학생 때 편두통을 처음 경험하기도 하고, 늦어도 서른 전에 첫 번째 편두통이 일어나는 경우가 대부분이다. 10년 넘게 편두통으로 고생하는 사람들이 많으므로, 효과적인 관리가 중요하다.

편두통은 대표적인 혈관성 두통으로, 그 증상이 욱신욱신하는 두통일 때가 많다. 두근두근하는 심장 박동에 맞춰 머릿속이 맥이 뛰듯이 욱신거린다. 머릿속에 심장이 있는 것 같은 느낌이다. 여기에 구역질이나 구토 증상이 두통과 함께 나타나는 경우도 종종 있다. 이처럼 편두통은 매우 괴로운 두통 가운데 하나다. 그럼에도 불구하고 편두통은 MRI나 CT 검사로는 좀처럼 이상이 발견되지 않기 때문에 편두통 환자의 괴로움을 다른 사람들이 이해해주지 못할 때도 있다.

편두통의 특징

콕콕 쑤시는 두통이 시작되면 몸을 움직이는 것도 고통스럽다. 빛, 소리, 냄새 등에 민감해질 때가 많다. 방을 어둡게 하고 조용히 누워서 참는 것 외에는 별다른 방법이 없을 것만 같다.

편두통과 같은 만성 두통을 진단할 때 중요한 지표가 되는 것이 바로 '목욕'이다. 편두통이 있을 때 목욕을 하는 사람은 거의 없다. 뜨끈한 물에 몸을 담가 몸이 따뜻해지면 통증이 더욱 심해지기 때문이다.

정확한 원인은 알 수 없지만 '스트레스나 과도한 긴장이 사라졌을 때' 갑자기 두통이 생기는 경우가 있다. 그래서 쉬는 날 푹 자고 일어나면 꼭 두통이 난다는 사람들도 있다. 충분한 수면으로 피로가 풀려서 컨디션이 좋을 법도 한데, 오히려 휴일 아침마다 강한 두통이 찾아오는 것이다. 일요일 아침부터 두통에 시달리게 되면 모처럼 맞는 휴일이 엉망이 되므로 정말 난감하다. 하지만 '이런 상태로 내일 회사(학교)에 어떻게 가지?' 하고 걱정할 필요는 없다. 월요일 아침에는 거짓말처럼 두통이 싹 가시기 때문이다.

편두통에 잘 듣는 약은?

일단 욱신거리는 강렬한 통증이 시작되면, 시중에서 판매되는 두통약은 거의 듣지 않는다. 두통이 본격적으로 시작되기 전에 약을 먹어야만 효과를 볼 수 있다. 편두통은 본인 스스로가 이제 막 통증이 시작되려고 한다는 것을 알아차리는 경우가 많다. 이 타이밍을 놓치지 않고 시판약을 복용해 편두통을 견뎌내는 사람도 많다.

편두통에 잘 듣는 치료제로는 '이미그란(Imigran)®'이 있는데, 병원에서 의사에게 처방을 받아야만 구입할 수 있다. 이 약은 약 70%의 편두통 환자에게서 통증을 완화시키는 효과가 있다고 알려져 있다. 먹는 약뿐만 아니라 주사약과 점비제(코 안에 약물을 떨어뜨리거나 분무하는 방식)도 있어, 구역질이 심한 경우에도 사용할 수 있다. 최근에는 스스로 주사를 놓을 수 있는 키트도 발매되어 있으므로 의사와 상담해보기 바란다.

이미그란®과 같은 종류의 약으로 '조믹(Zomig)®'과 '렐팩스(Relpax)®', '맥살트(Maxalt)®', '애머지(Amerge)®'가 나와 있다. 약마다 각각 특성이 다르므로 상황에 맞게 사용하면 더욱 효과를 볼 수 있다.

그러나 이러한 편두통 치료제도 다음과 같은 단점이 있다.

- 모든 사람에게 효과가 있지는 않다.
- 필요 이상으로 복용하게 될 때가 있다.
- 가격이 비싸다.

모두에게 반드시 효과가 있는 것은 아니지만, 필자가 아는 한도 내에서는 이 같은 약을 사용한 편두통 환자 중 많은 사람들이 만족감을 나타냈다.

편두통은 '두통외래', '신경외과', '신경내과'로!

이상의 증상으로 미루어볼 때 자신의 두통이 편두통일지도 모른다고 생각된다면, 시판용 두통약으로 해결하려고 하지 말자. 일단은 두통 전문의를 찾아가 진찰을 받아보기 바란다. 앞서 말했듯이 잘 듣는 약이 나와 있다.

병원을 찾을 때는 두통외래가 있는 병원이 좋을 것이다. 신경외과 혹은 신경내과를 갖추고 있는 병원에도 두통 전문가가 있다.

● A D V I C E
오랜 세월 동안 편두통으로 괴로워하고 있다면 새로운 치료법을 시도해보자.

목욕을 하거나 마사지를 받으면 두통이 가라앉는다 _긴장성 두통

증상	• 하룻밤 자면 대개는 통증이 사라지고 개운해진다. • 일상생활이 곤란할 정도로 아프지는 않다.
약	• 시판되는 두통약으로 충분한 효과가 있다(다만 진통제의 과잉 섭취에는 주의).
권장사항	• 마사지, 목욕, 운동 등 스트레스를 발산할 수 있는 일을 하면 도움이 된다.
진료과	• 안과, 정형외과, 신경정신과.

하루 종일 컴퓨터를 사용하는 사무직에 종사하는 48세의 남성으로, 원래 두통이 있었지만 최근 들어 부쩍 두통이 잦아졌다.

환자 요즘 눈이 자주 피로하고 두통이 납니다.
의사 작은 글씨가 잘 안 보인다든가, 가까운 물체에 초점이 안 맞는다든가 하는 일은 없으신가요?
환자 네, 맞아요. 그럼 혹시 노안이 온 건가요?
의사 그럴 수도 있지요. 그런데 두통 증상은 <u>하룻밤 자면 사라지나요?</u>
환자 네. 하지만 오후가 되면 다시 안 좋아질 때가 많아요.
의사 <u>욕조에 몸을 담그고 있으면 통증이 가라앉지는 않으세요?</u>
환자 아, 네. 그러면 한결 나아집니다.
의사 시판되는 두통약을 복용해보진 않으셨나요?
환자 약은 안 먹었어요. <u>약을 먹어야 할 정도로 아프지는 않아서요.</u>

편두통보다 흔한 '긴장성 두통'

편두통과 마찬가지로 병원 검사에서 이상이 발견되지 않는 대표적인 두통이 '긴장성 두통'이다. 두통이라고 하면 흔히 편두통을 떠올릴 정도로 편두통이 대중적으로 알려져 있지만, 실제로 가장 많이 발생하는 두통은 긴장성 두통이다.

긴장성 두통과 편두통에는 다음과 같은 공통점이 있다.

- 오랜 기간에 걸쳐 반복될 때가 많다.
- 하룻밤 자고 일어나면 대개는 두통이 말끔하게 가신다.
- 병원 검사에서는 이상이 발견되지 않는다.

긴장성 두통과 편두통은 진찰이나 검사로는 알 수 없기 때문에 환자의 자각증상을 자세히 묻고 진단하는 수밖에 없다. 문진하는 의사의 실력에 달려 있다는 말이다.

대부분의 사람들은 '장기간에 걸쳐 반복되는 두통=편두통'이라고 오해하고 있다. 하지만 실제로는 긴장성 두통이 발생 빈도가 가장 높은 두통이라는 것을 알아두자.

긴장성 두통과 편두통의 다른 점은?

앞에서는 공통점을 소개했지만, 사실 긴장성 두통과 편두통은 대조적인 차이점이 많이 있다(오른쪽 표 참조). 긴장성 두통의 통증은 일상생활에 지장이 없을 정도로 가벼울 때가 많다. 그래서 두통약을 먹지 않아도 그다지 문제가 되지 않는다. 통증이 심한 경우, 처방전 없이 살 수 있는 두통약으로 충분히 효과를 볼 수 있기 때문에 긴장성 두통으로 신경외과를 찾아가는 사람은 많지 않다. 실제로 긴장성 두통을 앓는 사람들의 대부분은 불편하긴 하지만 별다른 문제없이 생활하고 있다.

| 긴장성 두통과 편두통의 차이점 |

	긴장성 두통	편두통
통증은 어떤 느낌인가?	조이는 듯한 통증이 많다.	맥박이 뛰는 것처럼 욱신거리는 경우가 많다.
통증은 어느 정도인가?	일상생활에는 지장이 없다.	일상생활에 지장을 줄 정도다.
구역질 증상은?	없다.	종종 동반된다.
시판되는 두통약은?	잘 듣는다.	거의 듣지 않는다.
입욕이나 마사지를 하면?	통증이 완화될 때가 많다.	통증이 더 심해진다.
몸을 움직이면?	통증이 가벼워질 때가 많다.	머리가 울리면서 참을 수 없을 정도로 아프다.

긴장성 두통이 의심되면 먼저 '안과'를 찾아가자

의외라고 생각할지 모르지만, 긴장성 두통이 의심된다면 먼저 안과를 찾아 진찰을 받아보라고 권하고 싶다. 현대인들은 오랜 시간 동안 컴퓨터나 휴대전화, 휴대용 게임기 등 기계 화면을 바라보면서 생활한다. 개인에 따라 차이는 있지만 화면과 눈 사이의 거리는 대부분 50cm 정도다. 학교나 회사의 건강진단에서 시력검사를 할 때는 보통 5m나 3m 거리의 물체를 대상으로 실시한다. 따라서 50cm 거리에 대한 시력은 알 수가 없다.

지금까지 진단을 해온 경험에 따르면, 긴장성 두통의 원인은 이 '50cm 거리에 대한 눈의 상태'에 문제가 있기 때문인 경우가 많다. 즉, 이 거리의 물체에 대해 눈의 초점이 잘 맞지 않는 것이다. 노안이 시작되거나 안경 또는 콘택트렌즈가 맞지 않아서 문제가 되는 경우도 적지 않다. 긴장성 두통이 있는 사람에게 한 번쯤 안과를 찾아가보라고 권하는 것은 바로 이런 이유 때문이다. 업무상 장시간 컴퓨터를 사용하는 사람의 경우, 일할 때만 쓰는 업무 전용 안경을 사용하는 것도 방법이다.

'정형외과', '신경정신과'도 고려해본다

그 밖의 고질적인 두통에 시달리는 사람은 다음과 같은 곳에서 진찰을 받아보면 좋다.

- 두통+어깨나 목이 심하게 결리고 아프다. → 정형외과.
- 두통+잠이 잘 오지 않아 괴롭다. → 신경정신과(우울증일 수 있다).

- 두통+전두부나 안면에 통증이 있다. → 이비인후과(부비강염일 수 있다).
- 두통+충치나 사랑니가 있다. → 치과(치아 문제가 원인일 수 있다).

이 중에서 우울증일 때 나타나는 두통(머리 전체가 무거운 느낌)은 단순한 긴장성 두통과 구분이 어려울 때가 많다. '잠이 잘 오지 않는다', '침울한 기분이 계속된다', '어떤 일에도 흥미가 생기지 않는다'와 같은 증상이 있을 때는 신경정신과에 가서 진찰을 받아볼 것을 권한다(250쪽의 '우울증' 참조).

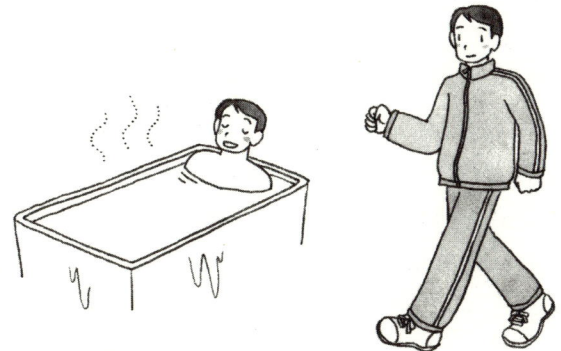

● A D V I C E
긴장성 두통은 목욕이라든지 마사지, 가벼운 운동 등 생활 속의 작은 노력으로 해결할 수 있을 때가 많다. '스트레스 해소'가 중요하다.

시판되는 두통약으로도 효과가 있긴 하다 _혼합형 두통

증상	• 머리를 조이는 듯한 가벼운 두통이 자주 나타나다가도, 때때로 머릿속이 맥박 뛰듯이 격렬하게 욱신거리는 두통이 난다.
약	• 머릿속이 맥박 치듯이 욱신거리는 심한 통증에는 이미그란®이 효과적이다.
금기사항	• 긴장성 두통인지 편두통인지 구별하지 않고 이미그란® 같은 약을 남용해서는 안 된다.
진료과	• 두통외래, 신경외과, 신경내과.

10대 시절부터 종종 두통으로 고생해온 28세의 여성. 1년에 서너 번씩은 약을 먹어도 소용이 없는 심한 두통을 경험하고 있다.

환자 두통이 자주 나서 괴로워요.

의사 어떤 두통인가요?

환자 평소에는 머리가 조이는 것 같은 느낌인데, 몇 달에 한 번 정도는 도저히 참을 수 없을 만큼 아플 때가 있어요.

의사 두통약을 복용해보셨나요?

환자 약국에서 파는 두통약을 가끔 먹어요. 대개 약을 먹으면 나아지긴 하지만, 강렬한 두통이 시작되면 약을 먹어도 아무 소용이 없더라고요.

의사 그럴 때는 머릿속이 심장 박동에 맞춰 맥박이 뛰는 듯한 느낌이 드나요?

환자 네, 맞아요. 그러면 그냥 가만히 누워 있는 수밖에 없어요.

혼합형 두통=긴장성 두통+편두통

'혼합형 두통'은 두통의 정식 명칭은 아니지만, 여기서는 '혼합형 두통=긴장성 두통+편두통'이라고 부르겠다. 실제로 환자를 진찰해보면 긴장성 두통과 편두통을 동시에 앓고 있는 사람들이 정말 많다.

두통 전문가인 의사는 각각의 두통을 정확히 진단해야 하기 때문에 이 '혼합형 두통'이라는 용어를 인정하지 않을 수도 있겠지만, 매우 편리한 표현이긴 하다.

편두통인지 긴장성 두통인지를 판단한다

혼합형 두통에서 더 문제가 되는 쪽은 역시 편두통이다. 긴장성 두통에 비해 통증의 세기가 비교할 수 없을 만큼 강하기 때문이다. 필자는 극심한 편두통으로 괴로워하는 사람에게는 '이미그란®' 등의 편두통 치료제를 휴대하고 다닐 것을 권한다. 머릿속이 맥박 치듯이 욱신거리는 격렬한 통증이 오면 그 약으로 통증을 억제하면 된다.

다만 이때 주의할 점은, 지금 통증을 느끼는 두통이 편두통인지 긴장성 두통인지를 정확하게 판단하는 것이다. 그렇다면 이 두 가지의 두통을 구분하는 방법은 무엇일까? 일반적으로 '아이고, 머리야. 뜨거운 물에 몸 담그고 목욕을 할까? 아니면 마사지라도 받고 싶네.'라는 생각이 들면 긴장성 두통이고, '머

릿속이 맥박 치는 것처럼 지끈지끈하네. 좀 누워서 쉬고 싶다.'
라는 생각이 든다면 편두통이다(아래 그림 참조).

기본적으로 편두통은 자주 오지 않는다. 그러므로 이미그란®
과 같은 편두통 치료제는 편두통이 확실한 경우에만 사용해야
한다. 그러지 않으면 두통약의 남용으로 이어질 우려가 있다.

긴장성 두통은 대부분의 경우 두통약을 먹지 않고도 어떻게
든 견딜 수 있다. 그에 비해 편두통은 약을 먹어야 할 정도로 통
증이 심하다. 혼합형 두통에 대처하는 가장 중요한 포인트는 긴
장성 두통인지 편두통인지를 냉철하게 판단해 그에 맞게 대응
하는 것이다.

| 긴장성 두통과 편두통을 구별하는 법 |

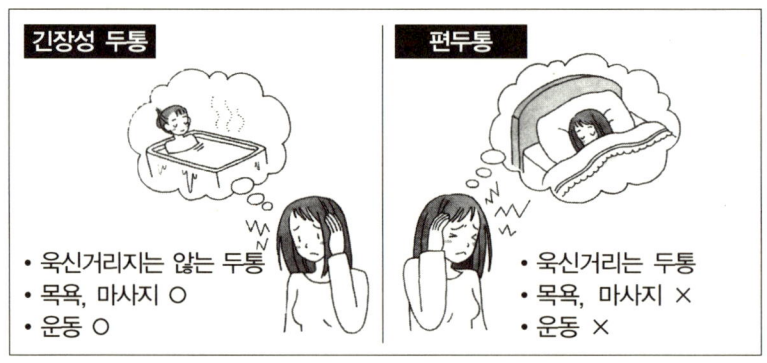

혼합형 두통이 의심되면 '두통외래', '신경외과', '신경내과'로
여기까지 읽고 '내 두통이 혼합형 두통이 아닐까?'라는 생각

이 든다면 반드시 두통 전문가를 찾아가 진찰을 받기 바란다. 올바른 약 복용법 등에 관해 설명을 듣는 것이 좋기 때문이다. 두통외래, 신경외과, 신경내과가 있는 병원에 가면 두통 전문의가 있다.

● A D V I C E
이미그란®과 같은 약은 편두통이 확실할 때만 복용하도록 하자.

눈 안쪽이 아프고 눈물이나 콧물이 나온다 _군집성 두통

증상	• '눈 안쪽을 칼로 도려내는 듯한' 강한 통증. • 매일같이 거의 같은 시간대에 통증이 찾아온다. • 통증과 함께 눈물이나 콧물이 나온다.
약	• 이미그란® (피하주사를 맞는 게 가장 효과가 빠르다).
진료과	• 한밤중에 두통 발작이 심하게 일어났을 때는 구급차를 부른다. • 두통외래, 신경외과, 신경내과.

25세의 남성으로, 한밤중에 강렬한 두통이 찾아와 잠에서 깼다. 통증이 너무나 심해 구급차에 실려 응급실에 왔다.

환자 오른쪽 눈 주위가 후벼 파는 듯이 아파요.
의사 전에도 이런 통증이 있었나요?
환자 아니요, 처음이에요. 너무 아파서 참을 수가 없어요.
의사 언제부터 아프기 시작했지요?
환자 30분 정도 됐어요.
의사 눈물이나 콧물도 나오나요?
환자 네. 보시다시피 그렇습니다.
의사 병원에 오는 동안 어떻게 참으셨나요?
환자 타월을 손으로 움켜쥐면서 간신히 참았어요.

매일 같은 시간대에 찾아오는 강렬한 두통

'군집성 두통'은 통증의 강도가 천하장사급인 두통으로, 다음과 같은 특징이 있다.

- 통증이 매우 강렬하다.
- 매일같이 통증이 찾아온다.
- 통증과 함께 눈물이나 콧물이 난다.

군집성 두통은 흔한 두통은 아니지만 통증이 심하기로 유명하다. 일단 한 번 시작되면 매일같이 거의 같은 시각에 통증이 찾아온다는 점이 특징이다. 통증이 집단적으로 몰려오기 때문에 '군집성 두통' 또는 '군발성 두통'이라고 한다.

이 두통이 '군발'하는 기간은 1~2개월 정도일 때가 많다. 그 기간이 지나면 얼마 동안은 두통이 일어나지 않다가, 후에 또 다시 두통 증상이 무리 지어 나타난다.

군집성 두통은 '한쪽 눈의 안쪽 부위를 칼로 도려내는 듯한'

| 군집성 두통과 편두통의 통증의 차이 |

두통	통증의 차이
군집성 두통	편두통보다 통증이 훨씬 심하고, 바닥을 구를 정도로 아픔.
편두통	한쪽 머리가 아프고, 맥박이 치는 듯한 두통.

극심한 통증이 일어나며, 통증이 있는 쪽의 눈에서 눈물이 나거나 콧물이 나는 증상이 동반된다.

군집성 두통이 의심되면 '두통외래', '신경외과', '신경내과'로
군집성 두통은 보통 30분~3시간 정도 통증이 계속되는데, 한밤중과 오전 사이에 일어날 때가 많다.

통상적인 외래 진료는 두통외래, 신경외과, 신경내과를 찾아가 진찰을 받고, 최초의 두통 발작이 한밤중에 일어난 경우에는 응급실로 가거나 구급차를 부른다. 구급차를 부를 때는 아래 표의 예시와 같이 아픈 상태를 알리도록 한다.

치료법은 두 가지로, 통증이 생기는 것을 예방하는 치료와 통증을 억제하는 치료가 있다. 군집성 두통은 통증이 찾아오는 때

| 구급차를 부를 때 상태를 설명하는 예 |
'어떤 상황인지', '어떤 상태인지'를 되도록 구체적으로 알리는 것이 중요하다.

가족이 부를 경우	① "10분 정도 전부터 '머리가 아파서 참을 수가 없다'면서 방 안을 계속 돌아다니고 있어요." ② "오른쪽 눈이 충혈되었고, 눈물이 계속 나오는 모양이에요." ③ "이런 적은 처음이에요."
본인이 부를 경우	① "10분 정도 전부터 왼쪽 눈 안쪽이 칼로 도려내는 듯이 아파서 참을 수가 없어요." ② "왼쪽 눈에서 눈물이 멈추지를 않습니다." ③ "이런 통증은 처음인데, 뭔가 이상이 있는 것 같아요."

를 예상할 수 있는 경우가 많기 때문에 예방약을 복용하는 것이 상당히 효과적이다.

실제로 통증이 왔을 때는 '이미그란®' 등의 두통약을 처방받아 사용한다. 먹는 약이나 코에 넣는 점비제도 좋지만, 피하주사가 가장 효과가 빠르다. 본인이 직접 주사할 수 있는 키트도 있으므로 두통외래, 신경외과, 신경내과에 가서 상담을 받아보기 바란다.

● A D V I C E
통증이 너무 심하면 주저하지 말고 구급차를 부르자.

아침에 일어날 때 두통을 느낀다 _뇌종양

증상	• 아침에 눈을 뜨면 머리가 아프다. • 잠자리에서 일어나 시간이 잠시 지나면 통증이 사라진다.
원인	• 머릿속에서 종양이 자라 머리 안의 압력이 높아져서 발생한다.
금기사항	• 통증이 나았다고 해서 진찰 받는 일을 미루면 안 된다.
진료과	• 신경외과.

33세의 남성으로, 만성 두통이 있는 것도 아닌데 최근 2주 동안 아침에 일어날 때 두통을 느꼈다. 일상생활에 지장은 없지만 조금 걱정이 되어 병원을 찾았다.

환자 아침에 일어날 때 이유 없이 두통이 납니다.
의사 언제부터 그런 두통이 생겼나요?
환자 2주 정도 되었어요.
의사 원래 만성 두통이 있지는 않으시고요?
환자 감기에 걸리면 머리가 아플 때가 있는 정도예요.
의사 아침에 두통이 나면 하루 종일 통증이 계속되나요?
환자 아니요. 일어나서 회사에 갈 준비를 하다 보면 아픈 걸 잊게 돼요. 하지만 다음날 아침이 되면 또 머리가 아파옵니다.

'뇌종양=두통이 난다'와 같은 공식은 없다

뇌종양이라고 하면 '두통이 난다'라고 알고 있는 사람들이 많은데, 사실은 그렇지 않다. 뇌종양이라고 해서 반드시 두통이 나는 것은 아니라는 말이다. 두통은 뇌종양의 발생을 알리는 신호 중 하나일 뿐이다.

뇌종양일 때 발견되는 특수한 패턴의 두통

'머리가 아프다'의 장에서 '뇌종양'을 다루는 이유는, 뇌종양 환자에게서 특수한 패턴의 두통이 발견되는 경우가 있기 때문이다. 이 두통을 '조조(早朝) 두통'이라고 하는데, 아침에 눈을 뜨면 두통이 나지만 일어나서 세수를 하다 보면 저절로 통증이 사라지는 것이 특징이다(아래 그림 참조). 이런 유형의 두통은

| 뇌종양일 때 나타나는 조조 두통의 특징 |

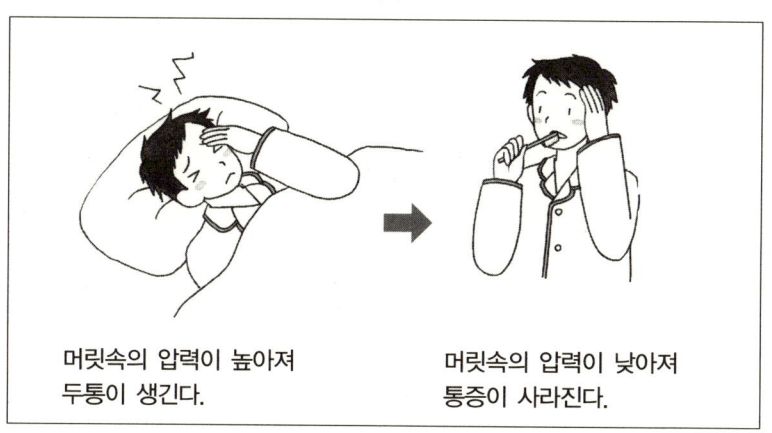

머릿속의 압력이 높아져 두통이 생긴다.

머릿속의 압력이 낮아져 통증이 사라진다.

머릿속에 종양이 자라서 머릿속의 압력이 높아지기 때문에 일어난다. 그래서 잠이 깨어 자리에서 일어나면 머릿속의 압력이 조금 낮아져서 통증이 가시게 된다.

뇌종양일 경우 찾아갈 곳은 '신경외과'

이와 같은 두통이 일어난다면 뇌종양일 가능성이 있으므로, 하루빨리 두통 전문가에게 진찰을 받아야 한다. 이때는 신경외과를 찾아가자.

● A D V I C E
누워 있으면 머리가 아프다가 자리에서 일어나면 통증이 가라앉는 두통은 매우 위험한 신호다.

앉거나 서 있으면 두통이 있고, 누우면 통증이 사라진다 _두개내 저압성 두통

증상	• 앉거나 서 있으면 두통이 난다. • 잠시 누우면 통증이 사라진다.
원인	• 머릿속의 압력이 낮아져서 발생한다. 뇌척수액을 채취했거나 교통사고를 당한 뒤에 나타날 때가 많지만, 원인을 알 수 없을 때도 있다.
진료과	• 신경외과. • '자율신경실조증' 등으로 잘못 진단될 때도 있으므로 주의가 필요하다.

18세의 여성으로, 반년 정도 전부터 두통을 앓기 시작했다. 아침에 일어나면 두통이 나지만, 누우면 괜찮아진다. 두통 때문에 학교를 빠지는 날이 많다.

환자 아침에 일어나면 두통이 날 때가 많아요.
의사 언제부터 그랬지요?
환자 반년쯤 전부터요.
의사 매일 아침 두통이 나나요?
환자 요즘은 거의 매일 그래요.
의사 아침에 일어나면 바로 아픈가요?
환자 네. 그런데 누우면 아픈 게 사라져요.
의사 학교에 가서는 상태가 어떤가요?
환자 너무 아파서 선생님께 말씀드리고 양호실에 가서 누워 있을 때가 많아요.

다양한 원인에 의한 '누우면 낫는 두통'

'두개내 저압성 두통'은 머릿속의 압력이 낮아짐에 따라 발생하는 두통으로, 구역질 등의 증상을 동반하기도 한다. 뇌종양으로 인한 조조 두통은 머릿속의 압력이 높아져서 생기는 경우인데, 이 두통은 정반대의 경우라고 할 수 있다. 머릿속의 압력은 너무 높아도, 너무 낮아도 문제가 되는 것이다.

두개내 저압성 두통의 가장 큰 특징은 **누우면 두통이 낫는다**는 점이다. 머릿속의 압력이 낮아져서 생기는 두통이기 때문에 누워서 머릿속의 압력이 조금 높아지면 통증이 사라진다. 하지만 다시 앉거나 일어나면 또 두통이 시작된다.

| 두개내 저압성 두통의 특징 |

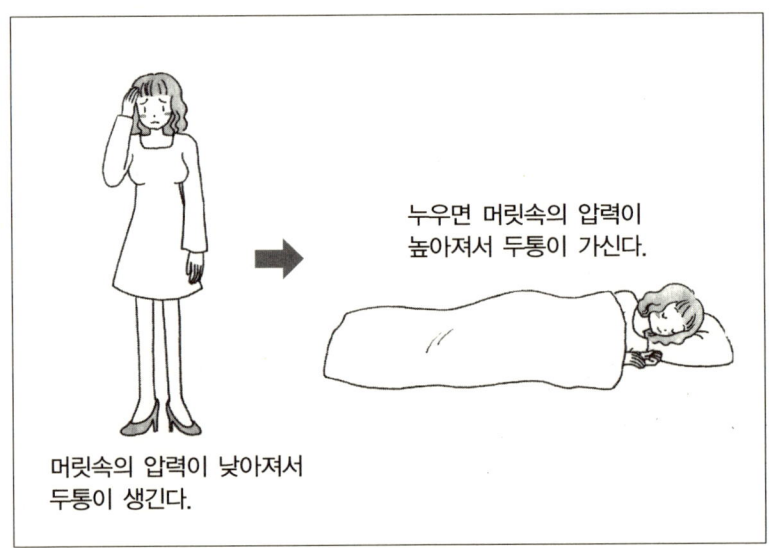

가장 전형적인 두개내 저압성 두통은 검사를 위해 뇌척수액을 채취한 뒤에 일어난다. 교통사고 등으로 인해 뇌척수액이 몸 어딘가에서 새는 경우에도 흔히 나타난다. 하지만 원인을 알 수 없을 때도 있다. 교통사고나 부상을 당한 뒤에 장기간에 걸쳐 원인을 알 수 없이 컨디션이 저하된다거나, 누워 있을 때는 괜찮다가 직장이나 학교에 가서 몸 상태가 안 좋아진다면 두개내 저압성 두통을 의심해볼 필요가 있다.

'자율신경실조증' 등으로 잘못 진단될 수도 있다.

두개내 저압성 두통이 의심되면 '신경외과'로

'누워 있을 때는 괜찮은데….' 장기간 이런 증상으로 고민하고 있는 사람은 일단 신경외과를 찾아가 진찰을 받아보기 바란다. 만약 두개내 저압성 두통을 앓고 있는 것이라면 신경외과적인 치료법이 있기 때문이다.

● A D V I C E

'누워 있을 때는 괜찮은데….' 이런 경우엔 신경외과에서 진찰을 받아보자.

망치로 얻어맞은 것같이 머리가 아프다 _지주막하 출혈

증상	• 갑자기 망치로 머리를 얻어맞은 듯한 통증. • 태어나서 지금까지 한 번도 경험한 적이 없는 강렬한 통증이 갑자기 찾아온다. • 극렬한 고통을 겪은 뒤에 정신을 잃는 경우도 종종 있다.
원인	• 머릿속의 혈관에 생긴 혹, 즉 동맥류가 파열되어 출혈을 일으킨다.
금기사항	• '큰 병은 아니겠지' 하면서 병원에 가는 시기를 미루면 안 된다.
진료과	• 즉시 구급차를 불러 응급실로! 1분이라도 빨리 치료해야 한다.

44세의 남성으로, 아침 식사를 하던 중에 갑자기 심한 두통을 느꼈는데, 지금까지 한 번도 경험하지 못한 강렬한 통증이었다.

환자 1시간 정도 전부터 머리가 너무 아픕니다.
의사 좀 더 자세히 설명해주시겠습니까?
환자 아침을 먹고 있는데, 갑자기 망치로 머리를 얻어맞은 것 같은 통증을 느꼈습니다.
의사 그 뒤로 계속 머리가 아프다는 말씀이시지요?
환자 네, 그렇습니다.
의사 전에도 이런 적이 있으셨나요?
환자 아니요, 태어나서 처음입니다. 뭔가 몸에 큰 이상이 생긴 것 같은 느낌이 들어서….

1분이라도 빨리 치료해야 하는 병

두통을 겪는 사람은 매우 많지만, 생명에 위험을 초래하는 두통인 경우는 드물다. 생명을 잃을 수도 있는 대표적인 두통으로 '지주막하 출혈'이 있는데, '거미막하 출혈'이라고도 부르는 이 병은 무엇보다도 최대한 빨리 치료하는 것이 중요하다. 즉, '지주막하 출혈=구급차를 불러야 하는 병'이다.

갑자기 망치로 머리를 얻어맞은 듯한 통증

지주막하 출혈의 특징은 '갑자기 망치로 머리를 얻어맞은 듯한 아픔'으로 흔히 표현된다. 태어나서 지금까지 한 번도 경험해본 적이 없는 강렬한 통증이 갑자기 찾아오는데, 극심한 통증 뒤에 정신을 잃는 경우도 종종 있다.

어쨌든 생전 처음으로 경험해보는 강렬한 두통을 느꼈다면, 망설이지 말고 즉시 구급차를 부르기 바란다. 지주막하 출혈에 관해서는 다음의 두 가지를 반드시 기억해둬야 한다.

- 갑자기 발생한다.
- 지금껏 한 번도 경험해본 적이 없는 강렬한 두통이다.

지금까지의 두통과는 다른 통증에는 요주의!

지주막하 출혈은 대부분의 경우 머릿속에 있는 동맥류, 즉 혈관에 생긴 혹 같은 것이 파열되어 출혈을 일으키면서 발생한다. 혈관이 '갑자기' 터지는 것이다. 언제부터인가 왠지 모르게 머리가 아파오는 게 아니다. 혈관 파열로 머리가 아픈 것이기 때문에 원래 두통을 앓고 있는 사람이라도 지주막하 출혈을 일으키면 평소와는 통증의 차원이 다르다는 것을 알 수 있을 것이다. 긴장성 두통이나 편두통이 있는 사람의 경우, 이제껏 경험한 두통과 똑같은 느낌으로 통증이 온다면 일단 그다지 위험하지 않은 두통이다. 하지만 지금까지와는 종류가 다른 통증이라면 위험한 두통일지도 모른다. 이 점을 꼭 기억해두자.

증상은 가벼워도 목숨을 잃을 수 있다

자신의 두통이 지주막하 출혈이 원인이라고 생각된다면 응급실에 가든지 구급차를 불러야 한다. 구급차를 부를 때 반드시 알려야 하는 사항을 아래의 표에 정리했으니 참고하기 바란다.

지주막하 출혈은 의외로 증상이 가볍더라도 다시 한 번 출혈

| 구급차를 부를 때 상태를 설명하는 예 |
이 경우에는 '지금까지 없었던 머리의 통증'이라는 점을 확실히 알리도록 하자.

가족이 부를 경우	"3분 정도 전에 밥을 먹다가 갑자기 머리가 아프다고 하더니 바로 엎드려서 정신을 잃었어요."
본인이 부를 경우	"조금 전에 일어나다가 머리 뒷부분을 망치로 얻어맞은 듯한 통증을 느꼈습니다. 참을 수 없을 정도로 머리가 아파요."

을 일으키면 목숨을 잃는 경우가 종종 있기 때문에 무서운 병이다. 그러므로 '이건 평소와는 좀 다른 두통인데?', '이 두통은 뭔가 이상하다.'라고 느껴진다면 일단 신경외과를 찾아가보는 편이 좋다.

● A D V I C E
'갑자기 일어나는 두통', '지금까지 경험해본 적이 없는 두통'은 지주막하 출혈의 위험 신호다.

감기로 머리가 이렇게 아픈 적은 처음이다 _뇌수막염

증상	• 두통과 함께 열이 나고, 통증이 점점 더 심해져 머리를 움직일 수 없게 된다.
주의사항	• 감기라고 생각해 병원에 가지 않았다가 치료 시기를 놓치기 쉽다.
진료과	• 응급실(혼자 힘으로 병원까지 가기가 어렵다면 구급차를 부르자!).

39세의 여성으로 사흘 전부터 두통과 발열이 시작되었다. 처음엔 감기라고 생각했지만, 계속 두통이 악화되어 결국 병원을 찾았다.

환자 머리가 아파서 견딜 수가 없어요.
의사 언제부터 아프기 시작하셨지요?
환자 사흘 전부터요. 처음에는 감기인가 보다 생각했는데, 지금은 머리를 움직일 수 없을 정도로 아파요. 감기 때문에 이렇게 머리가 아픈 적은 처음이에요.
의사 점점 통증이 심해졌나요?
환자 네, 맞아요.
의사 열은 있으신가요?
환자 네. 오늘 아침에 재봤더니 38.5℃였어요.

후유증이 남거나 생명을 잃을 수도 있는 두통, '뇌수막염'

'지주막하 출혈'과 함께 1분이라도 빨리 치료해야 하는 대표적인 두통이 '뇌수막염'이다. 뇌수막염은 뇌를 덮고 있는 수막에 세균이나 바이러스가 감염되어 염증을 일으키는 질환이다. 치료가 늦어지면 뇌병변으로 진행되어 생명을 잃거나 후유증이 남을 수도 있다. 뇌수막염의 일반적인 증상으로는 발열+점점 더 강해지는 두통을 들 수 있다. 머리를 흔들거나 움직이면 머리 전체가 참을 수 없이 아픈 것이 특징이다.

열이 나면서 두통이 있기 때문에 처음에는 감기라고 생각하는 경우가 흔하다. 하지만 뇌수막염에 걸린 사람들의 이야기를 들어보면, '감기로 이렇게 머리가 아픈 적은 처음'이라는 식으로 말한다.

의식장애, 경련 증상이 있다면 즉시 응급실로!

증상이 진행되면 뇌에도 염증이 퍼져서 발열+두통+신경계통의 이상이 온다. 단순한 감기 증상에 '신경계통의 이상'이 추가되는 것이다. 이럴 때는 즉시 구급차를 부르자(48쪽의 표 참조).

'신경계통의 이상'이란 쉽게 말해 의식장애, 경련, 마비, 저림, 현기증 등이다. 어떤 병에 걸렸는지는 둘째 치고, 두통과 신경계통의 이상(48쪽의 그림 참조)이 발견되었다면 긴급한 상태라고 생각하자. 즉시 응급실에 가거나 구급차를 불러야 한다.

| 구급차를 부를 때 상태를 설명하는 예 |

'머리의 통증'과 '그 밖의 증상'에 대해 정확히 알리자.

가족이 부를 경우	① "그저께부터 열이 나고 머리가 아파서 감기인 줄 알고 누워 있었어요." ② "어제부터는 구토를 몇 번 했습니다." ③ "방금 전에 방을 들여다보니 의식이 불분명한 채로 헛소리를 중얼거리고 있습니다."
본인이 부를 경우	① "어제부터 머리가 깨질 듯이 아프고, 열이 39℃까지 올라갔어요." ② "오늘은 몇 번 구토를 했어요. 감기가 심해졌다고 생각했는데, 아까부터는 왼손이 마비되어 힘이 들어가지 않아요." ③ "의식도 몽롱합니다."

| 주의해야 할 두통과 신경계통의 이상 |

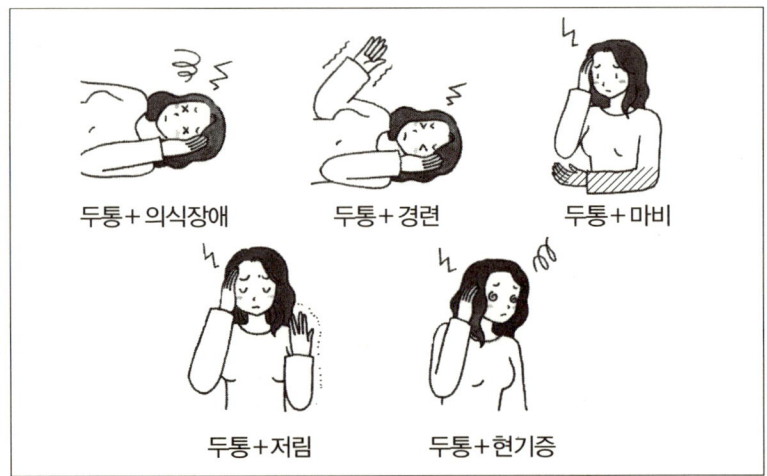

두통+의식장애　　두통+경련　　두통+마비

두통+저림　　두통+현기증

● A D V I C E

'발열+두통' 증상을 '단순한 감기'라고 생각해서는 안 된다!

매일 먹고 있는 두통약이
듣지 않는다 _약물과용 두통

증상	• 매일같이 두통약을 먹고 있는데, 전에는 효과가 있던 두통약이 듣지 않는다.
원인	• 두통약을 지나치게 복용한 것이 문제가 된다.
주의사항	• 의사가 처방해준 두통약은 지시에 따라 복용해야 한다.
진료과	• 두통외래, 신경내과.

21세의 여성으로 중학생 시절부터 두통을 앓아 시판되는 두통약을 복용해왔다. 하지만 최근 들어서는 두통약을 먹어도 통증이 나아지지 않는다.

환자 매일같이 두통에 시달려요.
의사 언제부터 그러셨죠?
환자 두통은 중학생 때부터 있었는데, 최근 들어서는 두통약을 먹어도 효과가 없어요.
의사 두통약은 처방전 없이 그냥 약국에서 사 드셨나요?
환자 아니요. 병원에서 받은 약이에요.
의사 병원에서 CT나 MRI 검사를 받아보셨나요?
환자 네. 1년 전에 MRI 검사를 받았는데, 이상은 없었어요.
의사 현재 1주일에 몇 번이나 두통약을 복용하고 있나요?
환자 지금은 매일 먹고 있어요.

두통약 때문에 생기는 '약물과용 두통'

두통을 일으킬 수 있는 약에는 여러 가지 종류가 있다. 그러나 가장 문제가 되는 것은 두통약이 원인이 되어 일어나는 두통이다. '두통이 나서' 두통약을 먹고 있는데, 사실은 바로 그 두통약 때문에 두통이 생길 수도 있다는 얘기다. 이러한 경우, 두통을 고치려면 그 두통약을 먹지 않는 수밖에 없다.

두통약을 남용하면 오히려 만성 두통을 유발할 수 있다. 이런 '약물과용 두통'을 일으키는 약으로는 '이미그란®'과 같은 편두통 치료제가 대표적이다. 이러한 약은 한 달에 열흘 이상을 먹어서는 안 된다. 만약 이 약을 오래 복용하는 상태가 된다

| 두통약 남용의 악순환 |

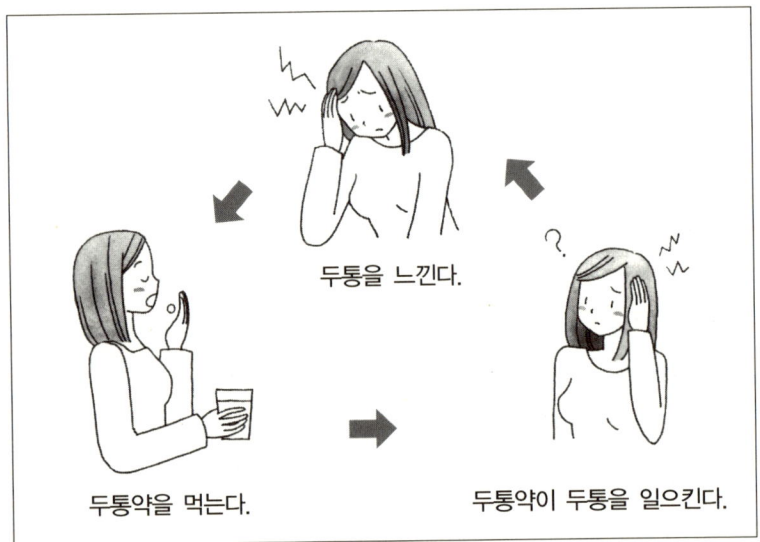

면 편두통 예방에 효과가 있는 다른 약을 사용하고 이 약은 복용을 중지해야 한다.

두통약의 남용이 '두통의 원인'이 된다!

약물과용 두통을 일으키는 것은 이미그란®뿐만 아니라 모든 두통약이 마찬가지다. 물론 시판되는 두통약도 예외는 아니다. 평균적으로 1주일에 사흘 이상 두통약이 필요한 사람은 반드시 두통 전문의와 상담을 하기 바란다. 두통약을 남용할 가능성이 있기 때문이다.

두통약 남용에 의한 두통은 두통 전문가에게 치료를 맡겨야 하는 어려운 질환이다. 두통외래나 신경내과에서 진찰을 받아 보자.

● A D V I C E
두통약의 남용은 오히려 두통의 원인이 될 수도 있다!

건강과 병의 관계

'낮과 밤'이 하나의 세트로 존재하듯이, '건강과 병'도 한 세트로 생각해야 한다.

사람들은 매일 건강수칙을 실천하는 것을 바람직하다고 여긴다. 하지만 '병에 걸리지 않을' 목적으로 그렇게 사는 것은 '매일 밤이 오지 않기를' 바라는 것과 같다. 이 세상에는 사람의 마음가짐이나 일상적인 생활습관과는 아무런 관계가 없는 병도 얼마든지 존재한다.

형광등이 보급되면서 밤이 깊어도 불빛 아래서 밝게 생활을 할 수 있게 되었다. 그러나 안타깝게도 그로 인해 많은 사람들이 '태양이 떠오를 때 눈을 떠서 중요한 일에 몰두하는 시간'을 잃어버린 것 같다.

건강법을 실천하는 목적이 '병에 걸리지 않기 위해서'가 아니라, '충실한 하루하루', '행복을 느끼는 매일', '보람 있는 인생'을 보내기 위해서이기를 기원한다.

자 각 증 상

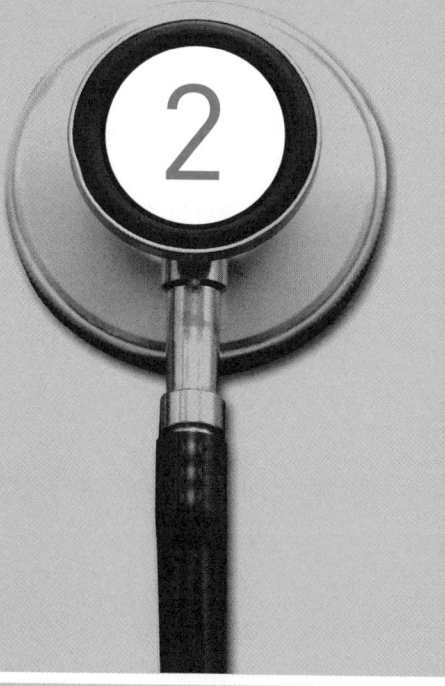

현기증이 난다

메니에르병 | 천장이 빙글빙글 도는 듯한 현기증이 난다
양성발작성 두위현훈증 | 머리를 움직이면 구역질과 함께 현기증이 찾아온다
중추성 현기증 | 일어나려고 하면 중심이 잡히지 않는다
서맥성 부정맥 | 앉아 있을 때 정신을 잃는다

천장이 빙글빙글 도는 듯한
현기증이 난다 _메니에르병

증상	• 현기증과 구역질이 난다.
	• 현기증이 계속되는 시간은 30분에서 반나절 정도다.
대처 방법	• 반나절 정도 안정을 취하면 대개는 나아진다.
주의사항	• 처음 현기증이 났을 때 본인 스스로 '메니에르병'이라고 판단하지 말자.
진료과	• '금방 나아지지 않는 현기증'을 처음 느꼈을 땐 응급실로 간다.

40세의 여성으로 3년 전부터 천장이 빙글빙글 도는 듯한 어지럼증을 가끔씩 느끼고 있다. 최근 들어 현기증이 부쩍 잦아졌다.

환자 요즘 자꾸 현기증이 나요.
의사 언제부터 그러셨죠?
환자 처음 현기증을 경험한 건 3년 정도 전이에요.
의사 현기증이 구체적으로 어떤 느낌이지요? 천장이 빙글빙글 돈다든가 그런가요?
환자 네, 맞아요. 천장이 빙글빙글 돌아서 기분이 아주 안 좋아져요.
의사 그게 몇 분 정도 계속되나요?
환자 1~2시간 정도요.
의사 현기증이 나는 동안에 어떻게 하시지요?
환자 머리를 움직이면 괴로워서 그냥 가만히 누워 있어요.

눈앞이 빙글빙글 도는 어지럼증으로 유명한 '메니에르병'

'메니에르병'은 현기증을 일으키는 병으로 널리 알려져 있다. 하지만 현기증을 일으키는 병은 메니에르병 외에도 여러 가지가 있다. 사실 '현기증'이라는 것은 모호한 용어이므로, "현기증이 난다."라고 할 때는 여러 상태를 상상해야 한다. 그것을 의학적으로 정리하면 대략 다음과 같다.

- 눈앞이 빙글빙글 돈다.
- 몸이 붕 떠 있는 듯한 느낌이 든다.
- 휘청거리며 중심을 잡기가 힘들다.
- 순간적으로 정신이 아득해진다.

메니에르병은 '눈앞이 빙글빙글 도는 현기증'의 대표적인 병이다. 전형적인 메니에르병의 증상은 다음과 같은 특징이 있다.

- 눈앞이 빙글빙글 도는 유형의 현기증.
- 현기증이 지속되는 시간은 30분~반나절 정도.
- 현기증과 동시에 귀울림이나 소리가 잘 들리지 않는 느낌도 든다.

메니에르병은 구역질도 동반하기 때문에 안정을 취하며 쉬는 것 외에 방법이 없다. 메니에르병은 반복되는 병이다. 때때로 현기증이 나서 몇 시간씩 누워 있어야 하는 사람은 메니에르병일 가능성이 높다.

메니에르병은 특별히 생명과 관련된 병은 아니다. 길어도 반나절 정도 안정을 취하면 대개는 증상이 나아진다.

메니에르병 같으면 '응급실'이나 '이비인후과'로

현기증을 일으키는 병 중에는 메니에르병 말고 생명이 위험할 수 있는 중대한 병도 있다. 그런데 메니에르병과 같은 증상의 현기증을 처음 느꼈을 때 그것이 메니에르병 때문인지, 아니면 생명을 잃을지도 모르는 병 때문인지를 판단하기는 매우 어려운 일이다.

| 구급차를 부를 때 상태를 설명하는 예 |

'어떤 종류의 현기증인지'와 '함께 나타나는 증상'을 설명하자.

가족이 부를 경우	① "아침부터 현기증이 난다고 했는데, 몇 번 구토를 하기도 했어요." ② "누워서 눈을 감으면 조금은 나아지는 모양인데, 다시 눈을 뜨면 천장이 빙글빙글 돈대요."
본인이 부를 경우	① "30분 정도 전부터 현기증이 나고, 방금 전에는 구토도 했습니다." ② "오른쪽 귀에서 귀울림이 있습니다." ③ "몸을 움직일 수가 없어서 누워 있는데, 그래도 어지러운 게 가라앉지 않아 괴롭습니다."

만약 태어나서 처음으로 눈앞이 빙글빙글 도는 듯한 현기증이 나고, 그 현기증이 금방 사라지지 않을 때는 응급실에 찾아가는 것이 좋다. 병원에 데려가줄 사람이 없다면 구급차를 불러도 좋을 것이다(왼쪽 표 참조). 만약 생명과 관련된 병이 원인이라면 큰일이기 때문이다.

두 번 이상 같은 현기증을 경험했고, 자신의 어지럼증이 메니에르병 때문이라고 생각된다면 이비인후과에 가서 상담을 받기 바란다.

● A D V I C E
'지속되는 현기증'을 스스로 진단하는 것은 매우 위험하다! 반드시 병원을 찾아가 진찰을 받도록 하자.

머리를 움직이면 구역질과 함께 현기증이 찾아온다 _양성발작성 두위현훈증

증상	• 머리를 움직이면 천장이 빙글빙글 돈다. • 30초 정도 가만히 있으면 증상이 멈춘다.
대처 방법	• (움직일 수 있다면) 안정을 취하지 않는 편이 빨리 낫는다.
진료과	• 이비인후과.

35세의 남성으로 아침에 잠자리에서 일어나다 처음으로 어지러움을 느꼈다. 일어나려고 하면 구역질과 함께 천장이 빙글빙글 도는 현기증이 난다.

환자 아침부터 현기증이 나서 죽겠습니다.
의사 어떤 느낌인가요?
환자 자리에서 일어나려고 머리를 움직이면 천장이 빙글빙글 돌면서 토할 것만 같아요.
의사 가만히 있으면 다시 괜찮아지나요?
환자 네.
의사 괜찮아질 때까지 시간이 얼마나 걸리지요?
환자 30초 정도요. 근데 다시 머리를 움직이면 또 천장이 빙글빙글 돌기 시작합니다.
의사 귀울림이라든지 소리가 잘 들리지 않는 증상은 없으세요?
환자 네. 그런 적은 없습니다.

갑자기 시작되며, 30초 정도 가만히 있으면 가라앉는 현기증

'양성발작성 두위현훈증'은 사람들에게 잘 알려진 병은 아니지만, 실제로는 아주 흔한 질병이다. 이것이 어떤 병인지는 병명을 이루는 각 단어들의 의미를 살펴보면 알 수 있다.

- 양성(良性) – 금방 낫는다, 그냥 내버려둬도 괜찮아진다.
- 발작성(發作性) – 갑자기 시작된다.
- 두위현훈증(頭位眩暈症) – 머리를 움직이면 천장이 빙글빙글 돈다.

즉, 양성발작성 두위현훈증은 '갑자기 시작되며, 머리를 움직이면 천장이 빙글빙글 도는 현기증으로, 금방 낫는' 병이다.

이 병에 대해 기억해야 할 가장 중요한 포인트는 30초 정도 가만히 있으면 증상이 멈추는 현기증이라는 점이다. 귓속에는 평형감각을 담당하는 반고리관이라는 것이 있는데, 그 반고리관 속에 찌꺼기 같은 이물질이 있을 때 양성발작성 두위현훈증이 일어나게 된다. 머리를 움직이면 반고리관 속에서 이물질이 움직여서 현기증이 생기는 것이므로, 머리를 움직이지 않으면 현기증이 사라지게 된다. 반고리관에 들어간 찌꺼기가 문제를 일으키지 않는 다른 곳으로 빠져나가버리면 낫는 것이다. 따라서 안정을 취하지 않는 편이 빨리 회복하는 데 도움이 된다.

머리를 움직이지 않으면 현기증과 구역질도 멈춘다

양성발작성 두위현훈증이 생기면 천장이 빙글빙글 돌 정도로 강렬한 현기증이 올 때도 종종 있다. 특히 아침에 일어나려고 머리를 들 때 그럴 수 있는데, 갑자기 천장이 빙글빙글 돌기 때문에 깜짝 놀라게 된다. 가끔은 구역질 증상이 동반되기도 하고, 실제로 구토를 하는 경우도 있다.

이 병은 아무리 현기증과 구역질이 심해도 머리를 움직이지만 않으면 30초 정도 후에는 현기증이 사라진다. 하지만 다시 머리를 움직이면 현기증이 시작되는 탓에 "아침부터 계속 어지럽다."라고 말하는 경우가 많은데, 그런 것 같더라도 곰곰이 생각해보도록 하자. 머리를 움직이지 않았을 때 어지러운 증상이 금세 가라앉는다면 양성발작성 두위현훈증일 가능성이 높다.

진찰을 받으려면 '이비인후과'로 가자

그냥 내버려둬도 낫는다고는 하지만 증상을 억제하는 약도 있고, 병을 빨리 낫게 하는 방법도 있다. 양성발작성 두위현훈증을 치료하는 곳은 이비인후과다.

● A D V I C E
빨리 나으려면 안정을 취하지 않는 편이 좋다는 게 이 병의 특징이다.

일어나려고 하면 중심이 잡히지 않는다 _중추성 현기증

증상	• 태어나서 처음 느끼는 '현기증'이 갑자기 일어나 그대로 지속된다.
대처 방법	• '의식이 불분명하다', '언어 구사가 잘 안 된다', '손발에 마비가 오거나 저리다', '두통이 난다' 등의 증상이 있으면 위험 신호!
금기사항	• 병원에 가지 않고 증상이 나아지기를 기다리는 것은 위험하다.
진료과	• 즉시 응급실에 가거나 구급차를 부르자.

56세의 여성으로 점심 식사를 하다가 갑자기 현기증이 일어나 구토를 했다. 혼자 힘으로 일어나지 못하고 휘청거려서, 가족이 구급차를 불러 병원에 왔다.

환자 점심을 먹고 있는데 갑자기 머리가 띵하면서 어지러워졌어요.
의사 지금도 계속 어지러우신가요?
환자 네. 게다가 계속 구역질도 나요.
의사 천장이 빙글빙글 도는 것처럼 어지러우신가요?
환자 아니요. 그렇지는 않는데 일어서려고 하면 균형이 잡히지 않아요.
의사 눈이 침침하다든가 귀울림 같은 건 없으시고요?
환자 네. 그런 건 없어요.
의사 전에도 비슷한 증상이 있으셨나요?
환자 아니요. 처음이에요.

생명을 잃을 수도 있는 위험한 현기증

현기증 중에서도 가장 주의해야 하는 것이 바로 '중추성 현기증'이다. 이 중추성 현기증은 어떤 특정한 병명이 아니라 머릿속에 이상이 생겨 나타나는 현기증을 하나로 통칭하는 표현이다. 머릿속에서 무언가 일이 벌어지고 있는 것이기 때문에 귓속에 이상이 있는 '양성발작성 두위현훈증'(58쪽)이나 '메니에르병'(54쪽)과는 위험 수준이 전혀 다르다.

중추성 현기증의 증상은 '천장이 빙글빙글 돈다', '붕 떠 있는 듯한 느낌이다', '휘청거린다' 등 여러 가지 방식으로 느껴질 수 있다. 때문에 증상의 느낌보다는 다음의 세 가지 사항을 기억해둬야 한다.

- 태어나서 처음 겪는 느낌의 현기증이다.
- 갑자기 나타난다.
- 그대로 지속된다.

| 현기증이 지속될 때 동시에 나타나면 위험한 증상 |

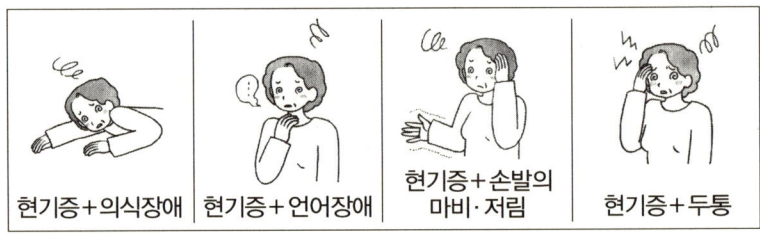

중추성 현기증이 무서운 이유는, 뇌혈관이 막혀서 뇌세포가 죽는다거나 뇌혈관이 파열되어 출혈을 일으킬 수 있기 때문이다. 이러한 경우에는 지체하지 말고 서둘러 치료해야 한다. 앞에서의 특징과 같은 현기증이 지속되고 여기에 왼쪽의 그림과 같은 증상이 함께 나타난다면 특히 위험한 상태라고 할 수 있다.

1분이라도 빨리 '응급실'이나 '구급차'를!

갑자기 현기증이 일어나서 증상이 지속된다면 즉시 응급실로 가거나 구급차를 부르기 바란다. 나중에 중추성 현기증이 아닌 것으로 판명되더라도 일단 병원에 빨리 가는 것이 중요하다.

| 구급차를 부를 때 상태를 설명하는 예 |

먼저 '통상적인 현기증이 아니라는 점'과 '현기증 이외의 증상'에 대해 알리자.

가족이 부를 경우	① "3분 정도 전에 점심을 먹다가 갑자기 현기증이 난다면서 쓰러지고는 계속 일어나지 못하고 있어요." ② "현기증이 일어나면서 두통도 같이 온 것 같아요."
본인이 부를 경우	① "5분 정도 전부터 머리가 아프고 현기증이 계속되고 있습니다." ② "일어서려고 하면 균형을 잡을 수가 없어서 혼자 일어나지 못합니다." ③ "이런 현기증은 태어나서 처음입니다."

● A D V I C E

'갑자기+지속되는' 현기증은 구급차를 불러야 한다.

앉아 있을 때
정신을 잃는다 _서맥성 부정맥

증상	• 순간 정신이 아득해지거나 눈앞이 캄캄해진다.
원인	• 맥박이 느려져 머리로 공급되는 혈액이 부족하다.
주의사항	• 앉아 있거나 누워 있을 때 발생하는 순간적인 실신은 부정맥일 가능성이 있다.
진료과	• 순환기내과.

50세의 남성으로 반년 전부터 때때로 정신이 아득해지는 경우가 있었다. 그러던 중 업무 시간에 10초 정도 정신을 잃어서, 중병에 걸린 건 아닌지 걱정이 들었다.

환자 오늘 회사에서 일을 하다가 10초 정도 정신을 잃었습니다.
의사 전에도 비슷한 경험을 하신 적이 있나요?
환자 아니요. 정신을 잃은 건 이번이 처음입니다. 하지만 반년 정도 전부터 가끔씩 정신이 아득해지는 느낌이 들 때가 있긴 했어요.
의사 일어서 계실 때 정신이 아득해지나요?
환자 아니요. 앉아 있을 때 그런 적이 많습니다.
의사 이번에도 앉아 계실 때 정신을 잃었나요?
환자 네. 경리업무를 보다가….
의사 머리나 얼굴을 어디에 부딪혀 다치진 않으셨고요?
환자 그런 적은 없습니다.

뇌로 공급되는 혈액이 부족하면 현기증이 일어난다

일순간 정신이 아득해지거나 눈앞이 캄캄해지는 느낌은 종종 '현기증'으로 표현된다. 하지만 이 증상은 정확히 말해서 '아주 짧은 순간의 실신'이라고 할 수 있다. 여기서 기억해둬야 할 것은, 뇌로 가는 혈액이 부족할 때 실신을 한다는 점이다. 피가 부족해서 뇌가 움직이지 않게 되는 것이다.

평소에 '뇌로 가는 혈액이 부족한' 상황은 갑자기 자리에서 일어나다가 경험하는 경우가 많다. 일어날 때 머리가 높아지기 때문에 머리로 가는 혈액이 줄어드는 상태가 되는 것이다. 이는 혈압이 낮은 여성 등에게서 자주 나타나는 증상으로, 대부분의 경우는 크게 걱정하지 않아도 된다.

심장의 이상으로 현기증이 날 수도 있다

그러나 앉아 있거나 누워 있을 때 일어나는 순간적인 실신에 대해서는 주의를 기울여야 한다. 즉, 일어서지도 않았는데 일어설 때 느끼는 현기증과 같은 증상이 나타난다면, 가장 먼저 심장의 이상 유무를 살펴야 한다. '심장이 내보내는 혈액이 부족해진 것은 아닐까?' 하고 의심해볼 필요가 있다.

심장의 이상 상태 중에서 지금 소개할 것은 '서맥성 부정맥'이다. 서맥성 부정맥이란 특정한 병 이름이 아니라, 맥박이 느려지는 유형의 부정맥을 통틀어 부르는 표현 방식이다. 맥박이 느려져 맥박과 맥박 사이의 간격이 지나치게 길어지면 머리로 가는 혈액이 부족하게 된다. 이때 '일순간 정신이 아득해지는' 증상이 나타난다. 병이 악화되어 맥박과 맥박 사이의 간격이 더 길어지면 완전히 정신을 잃는 진짜 실신 상태가 일어나게 된다.

보통 '실신'이라고 하면 뇌와 같은 신경계통의 이상을 떠올릴지 모르지만, 실제로는 심장과 같은 순환기계통에 이상이 있을 가능성이 더 높다.

일어서지도 않았는데 정신이 아득해지거나 실신을 했다면 순환기내과를 찾아가 진찰을 받아보자.

● A D V I C E
앉아 있는데도 정신이 희미해질 때(심한 경우엔 실신도 함)는 심장의 이상이 의심된다.

자각증상

3

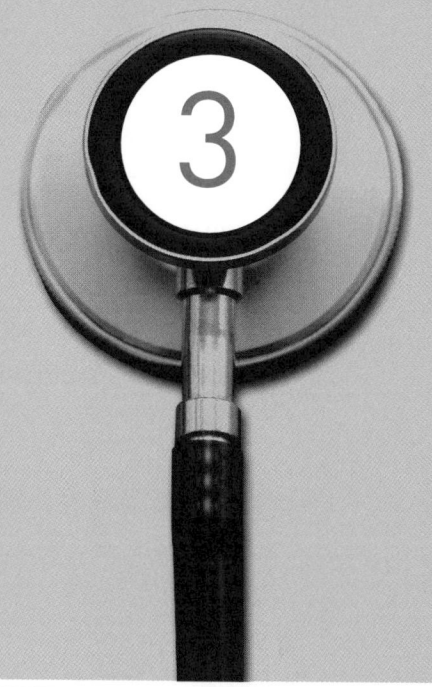

가슴이 아프다

심근경색 | 갑작스러운 가슴의 통증과 구역질이 계속된다
노작성 협심증 | 계단을 오르면 가슴이 아프다
이형 협심증 | 10분 정도 있으면 저절로 가슴 통증이 사라진다
자연기흉 | 숨을 깊게 쉴 수 없는 가슴 통증이 젊고 마른 남성에게 나타난다
폐색전증 | 갑자기 가슴이 아프고 숨쉬기가 힘들다
대동맥해리 | 등 부분까지 찢어지는 것처럼 가슴이 아프다

갑작스러운 가슴의 통증과
구역질이 계속된다 _심근경색

증상	• 갑자기 가슴에 통증이 오기 시작해서 20분 이상 계속된다.
원인	• 고혈압이나 고(高)콜레스테롤, 당뇨병, 흡연 등에 따른 심장 혈관의 동맥경화.
주의사항	• 통증이 느껴지지 않을 때도 많고, 가슴이 편치 않거나 조이는 느낌이 든다든지 호흡곤란, 식은땀, 구역질, 구토 증상이 나타날 때도 있다. • 목과 어깨, 목구멍, 턱, 배 등 어디에서 통증을 느낄지 알 수 없다.
진료과	• 응급실에 가거나 구급차를 부른다.

62세의 남성으로 업무 중 갑자기 가슴의 통증과 구역질을 느꼈다. 처음에는 참아봤지만 30분이 지나도 아픔이 가시지 않자 병원을 찾았다.

환자 일을 하는데 갑자기 가슴이 아파와서요.
의사 언제부터 아프기 시작하셨죠?
환자 1시간 전쯤이요.
의사 그 뒤로 계속 아프신 건가요?
환자 네. 처음에는 금방 나아질 줄 알고 참았는데….
의사 어느 부위가 아프시죠?
환자 (가슴 한가운데를 손바닥으로 대면서) 여기요.
의사 어깨나 목에 통증이나 내리누르는 느낌은 없으세요?
환자 왼쪽 어깨부터 목 부분이 굉장히 뻐근한 느낌이에요.

갑자기 시작되어 20분 이상 계속되는 가슴의 통증

동맥경화로 굳어버린 혈관을 혈액 덩어리가 막으면 혈액이 흐르지 않게 된다. 이런 상태가 심장으로 가는 혈관에서 일어나면 그것이 바로 '심근경색'이다. 혈액이 흐르지 않으면 심장의 세포가 죽게 되므로 목숨을 잃을 수도 있는 병이다.

동맥경화가 원인이므로 심장 자체에 이상이 있다기보다는 혈관질환이라고 하는 것이 맞을지 모른다. 동맥경화를 일으키기 쉬운 사람, 즉 고혈압이나 당뇨병이 있는 사람, 콜레스테롤 수치가 높은 사람, 흡연자는 주의해야 한다.

전형적인 증상은 갑작스럽게 시작되는 가슴의 통증이다. 심근경색일 때는 안정을 취해도 통증이 가라앉지 않고 계속된다. 갑작스러운 가슴의 통증이 20분 이상 계속된다면 심근경색일 가능성이 있다.

실제로 심근경색의 증상은 매우 다양하다

필자가 여기서 심근경색에 대해 강조하고 싶은 것은, 이러한 심근경색의 전형적인 증상은 오히려 드문 편이고, 실제로는 다양한 유형의 증상이 있다는 사실이다. 호흡곤란이나 식은땀, 가슴의 불쾌감 또는 조이는 느낌, 구역질, 구토 등이 나타나는 경우도 적지 않고, 아예 통증을 느끼지 않을 때도 많다. 그래서 가슴이 답답한 정도일 경우엔 그냥 참기도 하고, 구역질이 나니까 위장에 문제가 있다고 생각하기 쉽다.

뿐만 아니라 통증이 나타난다고 해서 그것이 반드시 가슴 부위에서 느껴지는 것도 아니다. 목이나 어깨, 목구멍, 턱, 배 등 몸 어디에서 통증이 올지 알 수 없다는 점이 심근경색의 특징이다(아래 그림 참조). 특히 당뇨병이 있는 사람은 통증이 덜하다. 그렇기 때문에 심근경색이 일어나도 적절한 진료과를 찾아가지 못하는 경우가 많다.

| 심근경색의 신호인 줄 모르고 넘어가게 되는 통증의 부위 |

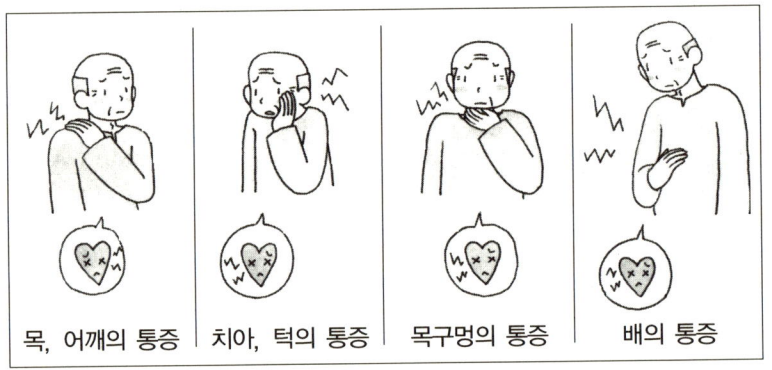

세 가지를 따져서 위험 상태를 살펴보자

심근경색에 관해서는 이것을 반드시 알아두자.

- 고혈압이나 당뇨병이 있는 사람, 콜레스테롤 수치가 높은 사람, 흡연자인 경우

- 몸의 어느 부위인지에 관계없이
- 갑자기
- '지금까지 경험한 적이 없는 이상한 감각'을 느꼈다.

그렇다면 이는 심근경색이 시작되었다는 신호일지도 모른다. 가벼운 증상이라 해도 이러한 상태가 20분 이상 계속된다면 응급실로 찾아가 진찰을 받도록 한다. 물론 증상이 심할 때는 즉시 구급차를 부르도록 하자.

| 구급차를 부를 때 상태를 설명하는 예 |

가족이 부를 경우	① "아까부터 웅크린 채로 가슴을 꾹 누르면서 숨쉬기도 힘들어하고 있어요." ② "예전부터 혈압이나 혈당치가 높다고는 했는데, 별로 신경을 안 썼어요."
본인이 부를 경우	① "15분 정도 전부터 가슴이 조이는 것같이 답답한 느낌이 듭니다." ② "구역질도 조금 나고요…." ③ "진정이 되기를 기다렸는데, 나아질 기미가 없어서요."

● A D V I C E
고혈압, 당뇨병 등이 있는 사람의 경우, 갑자기 시작된 통증이나 무겁게 누르는 느낌이 20분 이상 계속되면 매우 위험한 신호다.

계단을 오르면
가슴이 아프다 _노작성 협심증

증상	• 계단을 오르거나 운동을 했을 때 가슴이 아프다. • 안정을 취하고 5분 정도 지나면 통증이 사라진다.
원인	• 고혈압이나 고(高)콜레스테롤, 당뇨병, 흡연 등에 따른 심장 혈관의 동맥경화(심장으로 가는 혈관 속이 좁아짐).
진료과	• 순환기내과.

58세의 여성으로 10년 전부터 당뇨병과 고혈압을 치료하고 있다. 최근 들어 계단을 오를 때 가슴의 통증을 느껴서 병원을 찾았다.

환자 최근에 가끔씩 가슴이 아플 때가 있어요.
의사 언제부터 그러셨지요?
환자 두 달 정도 전부터요.
의사 어떤 때 가슴이 아프신가요?
환자 <u>계단을 오를 때요</u>. 전부터 숨이 차기는 했는데, 가슴이 아프기 시작한 건 최근이에요.
의사 가슴 통증이 몇 분 정도 계속되지요?
환자 <u>가만히 있으면 한 5분 정도 있다가 나아지기는 해요</u>.
의사 안정을 취하고 있을 때 통증이 시작된 적은 없으신가요?
환자 네, 그런 적은 없어요.

운동을 하면 가슴이 아파진다 = 심장으로 가는 혈관의 협착

심장으로 가는 혈관이 막힌 상태가 '심근경색'이라면, 혈액이 조금이나마 혈관을 흐르고 있는 상태가 '노작성 협심증'이다. 안정을 취하고 있을 때는 얼마 안 되는 혈액으로도 별문제가 없기에 증상이 나타나지 않는다. 하지만 계단을 오르는 등 운동을 하면 심장이 많은 혈액을 필요로 하기 때문에 가슴에 통증이 생긴다. 그리고 안정을 취하면 5분 정도 후에 통증이 사라지게 된다.

심근경색과 마찬가지로 이 노작성 협심증도 동맥경화가 원인이다. 콜레스테롤 수치가 높거나 고혈압, 당뇨병이 있는 사람, 흡연자는 주의해야 한다.

노작성 협심증에 의한 통증의 특징은 다음의 세 가지다.

- 운동을 했을 때 일어난다.
- 통증이 5분 정도 계속된다.
- 가슴 한가운데 부분이 아프다.

노작성 협심증이 의심되면 '순환기내과'를 찾아가자

자신의 가슴 통증이 노작성 협심증이라는 생각이 들면 반드시 순환기내과를 찾아가 진찰을 받아보기 바란다. 혈관이 얼마나 좁아졌는지, 혈액의 흐름이 원활하지 못한 혈관은 없는지를 검사해봐야 하기 때문이다. '그냥 가만히 있어도 5분 정도 지나면 통증이 사라지니까, 괜찮은 거겠지.'라고 가볍게 생각해서는 안 된다.

● A D V I C E
안정을 취하면 괜찮아지다고 안심해서는 안 된다. 반드시 순환기내과를 찾아가 진찰을 받아보자.

10분 정도 있으면 저절로
가슴 통증이 사라진다 _이형 협심증

증상	• 안정을 취하고 있을 때 갑자기 가슴 한가운데서 격렬한 통증이 느껴진다. • 통증이 수 분에서 20분 정도 지속된다.
원인	• 심장의 혈관이 일시적으로 막혀서 발생한다.
주의사항	• 가슴이 아프지 않을 때는 심전도 검사에서 이상이 나타나지 않는다.
진료과	• 순환기내과.

32세의 여성으로, 5년 정도 전부터 때때로 원인을 알 수 없는 가슴의 통증에 시달려왔다. 주로 아침에 통증이 시작되어서 10분 정도 지나면 괜찮아진다.

환자 아침에 가슴이 막 아플 때가 있어요.
의사 언제부터 그랬지요?
환자 5년쯤 되었어요.
의사 가슴 통증 때문에 잠에서 깨기도 하나요?
환자 네. 그럴 때도 많아요.
의사 통증이 몇 분 정도 가지요?
환자 10분도 안 돼서 저절로 통증이 사라지기는 하는데….
의사 이 증상 때문에 병원에 가본 적은 있나요?
환자 네, 있어요. 그런데 병원에 갔을 때는 이미 통증이 사라진 뒤였어요. 그래도 심전도 검사를 받아보긴 했는데, 이상은 없었어요.

갑자기 가슴 한가운데서 통증이 시작된다

'이형 협심증'은 많이 알려진 병은 아니지만 '이형(異形)', 즉 '표준적이지 않다'는 말은 어디까지나 서구에서 해당되는 이야기일 뿐, 동양인에겐 결코 희귀한 병이 아니다.

전형적인 이형 협심증은 밤에서 이른 아침 사이에 갑자기 통증이 시작된다. 낮에도 책상에 앉아 사무를 보거나 특별히 몸을 움직이지 않았을 때 가슴이 아파오는 경우가 있다. '가슴이 조여든다', '숨을 쉴 수 없을 정도'라고 할 만큼 통증이 심한 경우가 많고, 업무 중이라면 일을 중단해야 할 정도다.

'협심증'이라고 하면 중년 이후에 걸리는 병이라고 생각하는 사람들이 많지만, 이 이형 협심증은 젊은 사람에게서도 나타날 때가 있다.

기억해둬야 할 이형 협심증의 특징은 아래의 그림과 같다.

| 이형 협심증의 특징 |

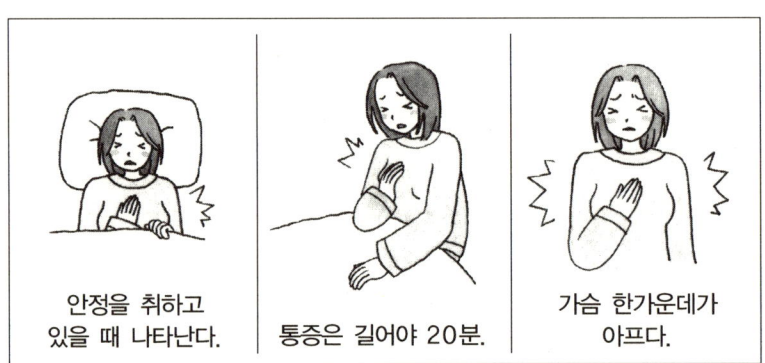

평상시에는 심전도 검사를 받아도 이상이 발견되지 않는다!

이형 협심증은 가슴이 아프지 않을 때는 심전도 검사를 해도 이상이 나타나지 않으므로 가슴 통증이 있을 때 검사를 받아야 한다. 하지만 통증이 계속되는 시간이 길어야 20분 정도이기 때문에 제때 검사를 받기가 어렵다. 가슴이 아파올 때 즉시 구급차를 부르지 않는 이상 병원에 도착했을 때는 이미 통증이 사라지고 난 뒤일 때가 많다.

이형 협심증이 의심될 때는 '순환기내과'를 찾아가자

이 병은 통증이 사라진 후에는 일반적인 검사로는 이상이 나타나지 않는 까닭에 진단하기가 매우 어렵다. 가슴 한가운데가 아프기 때문에 식도나 위에 문제가 있다고 짐작해 위내시경 검사를 몇 번씩 받는 경우도 있다.

필자는 환자를 문진하면서 이형 협심증일지도 모르겠다고 판단되면 순환기내과에서 진찰을 받아보게 한다. 이형 협심증 발작 중에 부정맥이 일어나 생명이 위험해지는 경우가 있기 때문이다. 순환기내과에서는 통증이 없는 상태에서도 특수한 검사를 통해 진단을 할 수 있다. 이형 협심증이라는 진단을 받으면 일단 통증을 예방하는 약을 복용하고, 그래도 통증이 나타날 때는 증상을 억제하는 약을 먹게 된다.

'이유를 알 수 없는 가슴의 통증'이었던 병의 정체가 무엇인지 정확히 알게 되면 불안감도 줄어들 것이다. 때때로 느끼는 가슴 통증이 이형 협심증의 증상이 아닐까 의심되면 반드시 순환기내과가 있는 병원을 찾아가 검사를 받아보기 바란다.

● A D V I C E
이형 협심증은 진찰을 받아도 놓치는 경우가 많으므로, 순환기내과에서 검사를 받도록 하자.

숨을 깊게 쉴 수 없는 가슴 통증이 젊고 마른 남성에게 나타난다 _자연기흉

증상	• 가슴의 통증이나 호흡곤란이 계속된다. • 가슴 통증을 느끼지 못하는 경우도 있고, 강렬한 통증을 느끼는 경우도 있다.
원인	• 정확한 원인은 알 수 없지만, 폐에 구멍이 나서 생긴다.
주의사항	• 젊고 마른 남성들이 많이 걸리는 병이다.
진료과	• 호흡기내과, 흉부외과, 응급실.

20세의 남성으로 시험공부를 하던 중 갑자기 오른쪽 가슴에서 통증을 느꼈다. 곧 나아지길 기다리며 참았지만, 점점 통증이 심해져서 응급실을 찾았다.

환자 1시간쯤 전부터 갑자기 가슴이 아프기 시작해서요….
의사 정확히 어디가 아프지요?
환자 오른쪽 윗부분이요.
의사 지금도 처음하고 똑같이 아픈가요?
환자 통증이 계속 더 심해지고 있어요.
의사 숨쉬기도 힘든가요?
환자 숨을 깊게 들이마실 수가 없어요. 얕게 숨을 쉴 수밖에 없어요.
의사 전에도 이런 증상이 있었나요?
환자 아니요. 이런 적은 처음이에요.

젊고 마른 남성에게 많이 발생하는 '자연기흉'

폐에 구멍이 뚫리면 그곳으로 공기가 새어나간다. 이 상태를 '기흉'이라고 한다. 교통사고 등 원인이 명확할 때도 있지만, 원인을 알 수 없는 상태에서 폐에 구멍이 나는 경우도 있다. 아무것도 하지 않았는데 자연히 폐에 구멍이 뚫려서 '자연기흉'이라고 한다. 자연기흉은 누구에게나 생길 수 있지만, 젊고 마른 남성에게서 많이 발견되는 것이 특징이다. 비만과는 전혀 관계없어 보이는 젊은 남성이 '가슴 통증이나 호흡곤란'을 지속적으로 겪는다면, 자연기흉을 의심해봐야 한다.

통증은 사람에 따라 차이가 있지만, 공통점은 호흡곤란

자연기흉이 생겼을 때 대부분의 사람들이 느끼는 증상이 호흡곤란이다. 폐에서 공기가 새어나가 폐가 쪼그라들기 때문에 호흡을 하기가 힘들어지는 것이다. 특히 숨을 들이마시는 데 괴로움을 느끼게 된다.

가슴 통증의 정도는 사람마다 가지각색이다. 통증이 전혀 없는 사람도 있고, 강렬한 통증을 경험하는 사람도 있다.

전형적인 자연기흉의 증상은 다음과 같다.

- 갑자기 왼쪽이나 오른쪽 가슴이 아프다.
- 숨을 쉬기가 힘들어진다.

| 자연기흉의 전형적인 증상 |

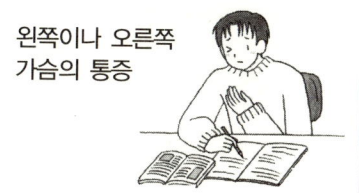
왼쪽이나 오른쪽
가슴의 통증

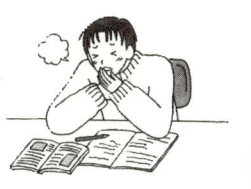
호흡곤란

자연기흉이 의심되면 '호흡기내과'나 '흉부외과'로

비만과는 관계없는 젊은 사람이 이런 증상을 느꼈을 때 찾아가야 할 진료과는 호흡기내과 또는 흉부외과다. 긴급을 요할 때는 응급실로 가야 하며, 구급차를 불러야 할 수도 있다.

| 구급차를 부를 때 상태를 설명하는 예 |
'한쪽 가슴의 통증+호흡곤란'이 알려야 할 핵심이다.

가족이 부를 경우	① "20분 정도 전에 책을 읽다가 갑자기 가슴이 아프다고 해요." ② "지금은 누워서 쉬고 있는데, 통증도 여전한 모양이고 점점 숨 쉬는 걸 힘들어하고 있어요."
본인이 부를 경우	① "공부를 하고 있었는데 갑자기 오른쪽 가슴에서 심한 통증이 느껴졌습니다." ② "그 뒤로 30분 정도 서 있는데, 통증이 가라앉지를 않아요." ③ "숨을 쉬기가 너무 힘듭니다."

● A D V I C E
나이가 젊고 건강에 자신이 있다 해도, 숨을 쉬기 힘든 상태가 계속되면 병원에 가자.

갑자기 가슴이 아프고 숨쉬기가 힘들다 _폐색전증

증상	• 갑작스러운 가슴의 통증+호흡곤란.
원인	• 다리에 생긴 혈액덩어리가 가슴까지 올라와 폐의 혈관을 막아서 발병한다.
주의사항	• 발목부터 장딴지에 걸쳐 통증이 있거나 부을 때도 있다.
진료과	• 순환기내과, 혈관외과.

45세의 남성으로 2주 전에 교통사고로 왼쪽 무릎을 다쳐 수술을 받았다. 지난밤에 퇴원해 집에서 요양을 하고 있었는데, 화장실에서 갑자기 가슴에 통증을 느껴 가족의 부축을 받아 병원에 왔다.

환자 화장실에서 갑자기 가슴이 아파와서….
의사 아프기 시작한 지 몇 분 정도 되었나요?
환자 한 30분 되었어요.
의사 가슴 어디쯤이 아프시죠?
환자 오른쪽 가슴입니다.
의사 혹시 숨쉬기가 불편하다든가 하지는 않으세요?
환자 네, 맞아요. 숨을 쉬면 가슴이 굉장히 아픕니다.
의사 그렇군요. 그 무릎은 어떻게 된 건가요?
환자 2주 정도 전에 교통사고로 수술을 받고 어제 퇴원했어요.

장시간 몸을 움직이지 않은 뒤에는 요주의!

오랜 시간 동안 몸을 움직이지 못해 가만히 있으면 다리의 혈관 속에 혈전(혈액덩어리)이 생길 때가 있다. 다리에서 생긴 이 혈액덩어리가 가슴까지 올라와 폐의 혈관을 막은 상태를 '폐색전증'이라고 한다. 수술이나 출산 후 얼마 동안 움직이지 못하거나 비행기를 타서 오래도록 몸을 움직이지 못한 뒤에 발병할 수 있다. 비행기에서 이코노미클래스의 좁은 의자에 앉은 것이 원인이 되어 이 폐색전증을 일으킨 경우를 '이코노미클래스 증후군'이라고 부르는데, 퍼스트클래스를 이용하거나 자동차, 버스 등을 타도 폐색전증의 위험이 있다.

보통 폐색전증은 아래의 그림과 같은 과정으로 일어난다.

| 폐색전증이 일어나는 과정 |

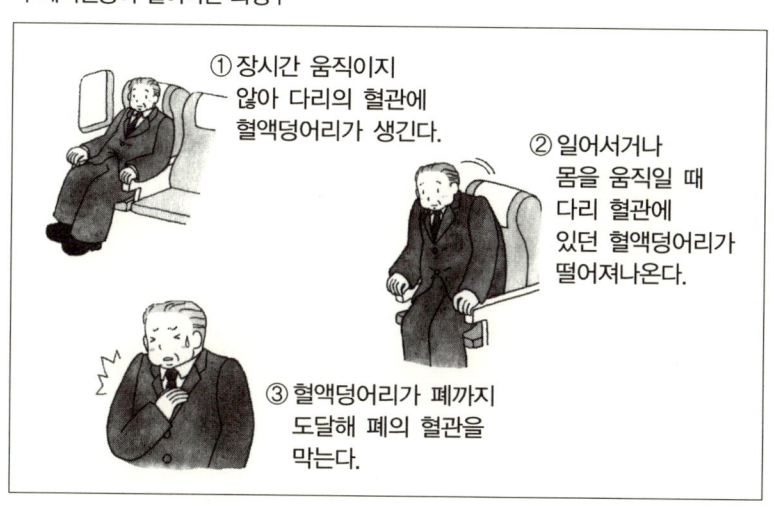

폐색전증은 예방이 중요!

혈전 때문에 폐의 혈관이 막히면 갑자기 가슴 통증+호흡곤란이 느껴진다. 혈전이 폐의 혈관을 막는 순간, 갑작스럽게 증상이 시작된다. 의식을 잃는 경우도 있으며, 자칫하면 목숨을 잃을 수도 있다.

폐색전증과 관련하여 가장 중요한 것은 바로 예방이다. 다리에 혈전이 생기지 않도록 주의하는 것이다. 이를 위해 다음 두 가지 포인트를 기억해두자.

- 수분을 충분히 섭취한다(술은 역효과를 불러오므로 피한다).
- 의식적으로 발을 움직이거나 장딴지를 마사지한다.

| 폐색전증을 예방하는 법 |

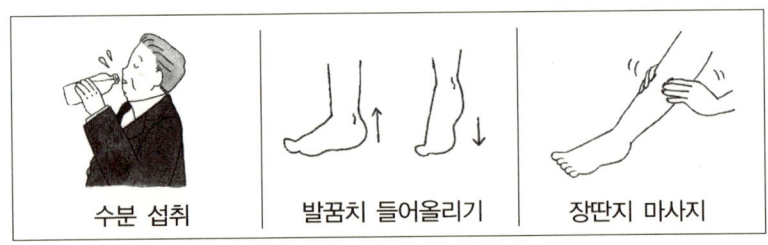

수분 섭취 | 발꿈치 들어올리기 | 장딴지 마사지

다리에 이상이 있을 땐 '순환기내과'나 '혈관외과'로

다리 혈관에 혈전이 생겼을 때, 자각증상이 있는 경우와 없는 경우가 있다. 자각증상이 있을 땐 발목에서 장딴지에 걸쳐 통증이나 부기가 느껴진다.

　여행이나 수술, 출산을 한 후에, 부상을 입은 적이 없는데 다리가 아프거나 부어올랐다면 정형외과보다 순환기내과나 혈관외과가 있는 병원을 찾아가 진찰을 받기 바란다. 다리에 생긴 혈액덩어리가 폐의 혈관을 막는 것을 방지해야 하기 때문이다.

　여행이나 수술, 출산 뒤에 폐색전증이라고 의심되는 갑작스러운 가슴 통증이나 호흡곤란을 느낀다면 망설이지 말고 구급차를 부르도록 한다. 일반적으로 장시간 비행 등을 한 후 2주 정도는 폐색전증이 발병할 가능성이 있다고 알려져 있다.

| 구급차를 부를 때 상태를 설명하는 예 |

가슴 통증, 숨쉬기 곤란한 증상과 함께 최근에 여행이나 수술, 출산 등을 했다는 사실을 알리자.

가족이 부를 경우	① "1분쯤 전에 괴로운 듯이 가슴을 붙잡고 쓰러져서 정신을 잃었어요." ② "해외여행에서 막 돌아온 참이었는데…."
본인이 부를 경우	① "5분 정도 전부터 갑자기 숨을 쉬기가 힘들어졌어요." ② "왼쪽 가슴이 아프고요, 숨을 쉬려고 하면 너무 아픕니다." ③ "얼마 전에 오른쪽 무릎을 수술하고 퇴원했습니다만…."

● A D V I C E

장시간 여행을 할 때는 충분히 수분(술 제외)을 섭취하고, 다리 마사지를 자주 하자.

등 부분까지 찢어지는 것처럼 가슴이 아프다 _대동맥해리

증상	• 갑자기 가슴에 통증을 느낄 때가 많고, 아픈 부위가 등으로 점점 이동한다.
원인	• 동맥경화 등으로 약해진 굵은 동맥의 벽 속으로 혈액이 흘러들어감에 따라, 그 벽이 점점 찢어지게 되어 일어난다.
주의사항	• 손과 발의 마비를 동반하며, 실신을 하는 경우도 있다. • 심근경색과 증상이 비슷해서 심근경색으로 오인될 때도 있다.
진료과	• 응급실. 증상이 심각할 때는 즉시 구급차를 부른다.

65세의 여성으로 정원에서 화초를 손질하던 중에 갑자기 가슴의 통증을 느꼈다. 통증이 가라앉기를 기다리다가 나아지지 않자 가족의 부축을 받아 병원에 왔다.

환자 아까부터 가슴이 너무 아파요.
의사 언제부터 아프기 시작하셨죠?
환자 1시간쯤 전이요. 정원을 손질하고 있었는데 갑자기 통증이….
의사 지금도 계속 아프신가요?
환자 네. 등 부분까지 점점 더 심해지고 있어요.
의사 통증이 퍼져나가는 느낌인가요?
환자 네. 그리고 찢어지는 듯이 아파요.
의사 정신이 아득해지는 느낌은 없으세요?
환자 네. 왠지 머리가 멍해요.

갑작스럽게 가슴에 통증이 시작되어 등 쪽으로 옮겨간다

동맥경화 등으로 약해진 굵은 동맥의 벽 속에 혈관이 흘러들어가 벽이 점점 찢어지는 상태를 '대동맥해리'라고 한다.

혈관의 벽이 찢어지기 시작할 때 갑자기 가슴 부위에 통증을 느끼는 경우가 많다. 찢어진 혈관 벽으로 피가 흘러들어가면서 그 찢어진 부위가 점점 더 벌어지기 때문에 통증을 느끼는 곳이 등이나 허리로 이동하게 된다.

대동맥해리의 특징은 다음과 같다.

- 갑작스럽게 가슴에 통증이 온다.
- 통증 부위가 점점 이동한다.

| 대동맥해리 |

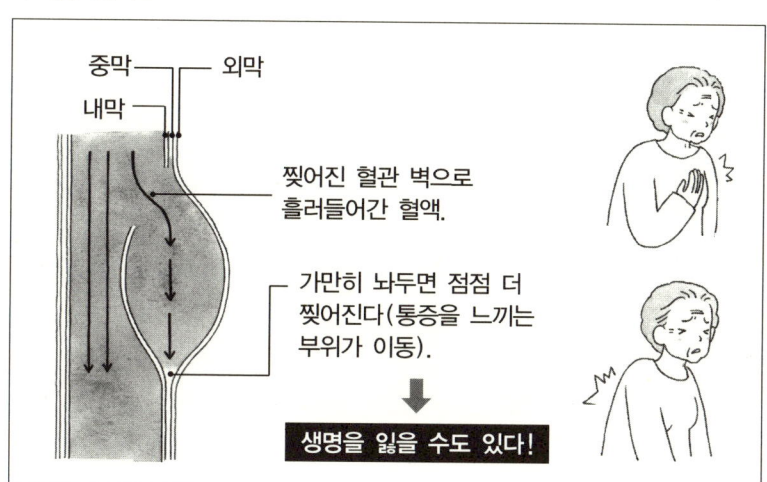

심근경색으로 오인하기 쉬우니 주의하자!

그러나 이 병에 따른 증상은 '심근경색'(68쪽 참조) 이상으로 다양하다. 손발의 마비를 동반하기도 하고, 실신을 할 때도 있다. 심근경색과 증상이 비슷해 심근경색으로 오인하는 경우도 드물지 않다.

대동맥해리는 대부분 고혈압인 사람에게 나타난다. 생명을 잃을 수도 있는 병이므로 고혈압인 사람이 지금껏 경험한 적이 없는 이상한 증상이 갑자기 나타나 지속된다면, 대동맥해리일 가능성을 염두에 두고 응급실을 찾아가볼 것을 권한다. 물론 증상이 심할 때는 구급차를 부르도록 하자.

| 구급차를 부를 때 상태를 설명하는 예 |

'머리의 통증'과 '그 밖의 증상'에 대해 정확히 알리자.

가족이 부를 경우	① "10분 정도 전에 갑자기 가슴이 아프다면서 누웠어요." ② "지금도 굉장히 아픈 것 같은데, 손발에 힘이 들어가지 않는대요."
본인이 부를 경우	① "10분쯤 전부터 갑자기 가슴이 아파오면서 구역질이 납니다." ② "누워서 통증이 가라앉기를 기다려봤는데, 나아지지가 않아요." ③ "점점 등 쪽까지 아파와요."

● A D V I C E

갑자기 시작된 가슴 통증이 가라앉지 않고 계속된다면 생명과 관련된 병일 가능성이 있다. 주저 말고 구급차를 부르자.

자각증상

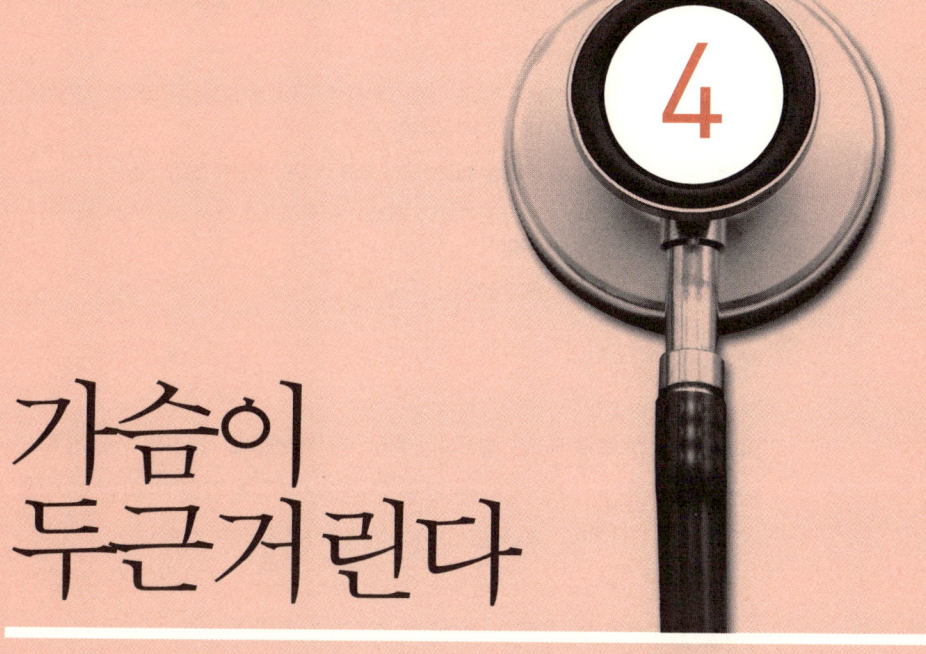

4

가슴이 두근거린다

WPW 증후군 | 갑자기 가슴이 두근거리기 시작했다가 저절로 사라진다
공황장애 | 갑작스럽게 가슴이 두근거리고 강렬한 불안감이 찾아온다

갑자기 가슴이 두근거리기 시작했다가 저절로 사라진다 _WPW 증후군

증상	• 안정을 취하고 있을 때 심장이 빠르게 고동치는 발작이 갑자기 시작되었다가 갑자기 끝난다.
원인	• 심장에 불필요한 전기 통로가 있기 때문에 일어난다.
주의사항	• 가슴 두근거림이 저절로 사라진다고 해서 그냥 방치해서는 안 된다.
진료과	• 순환기내과.

32세의 남성으로 10년 정도 전부터 갑작스럽게 가슴이 두근거리는 증상이 있었다. 지금까지는 가슴 두근거림이 저절로 가라앉았지만, 이번에는 1시간이 지나도 나아지지 않아 병원을 찾았다.

환자 1시간쯤 전부터 가슴이 계속 두근거립니다.
의사 전에도 비슷한 증상이 있었나요?
환자 네. 10년 전부터 가끔 이럴 때가 있었어요. 그런데 전에는 <u>저절로 나았거든요.</u>
의사 가슴이 갑자기 두근거리기 시작하나요?
환자 네. <u>항상 갑자기 시작됩니다.</u>
의사 건강진단 때 심전도 검사에서 이상이 있다는 소견을 받은 적은 없나요?
환자 그러고 보니 매번 <u>WPW 증후군</u>이라고 적혀 있었던 것 같아요. 근데 저는 별것 아닌 줄 알고….

갑자기 시작되어 갑자기 끝나는 가슴 두근거림

'WPW 증후군(볼프-파킨슨-화이트 증후군)'은 심장에 선천적으로 비정상적인 전기 자극 전달 통로가 있기 때문에 일어난다(아래 그림 참조). 이 비정상적인 통로로 인해 심전도의 파형이 변형되어 표시된다.

| WPW 증후군의 특징 |

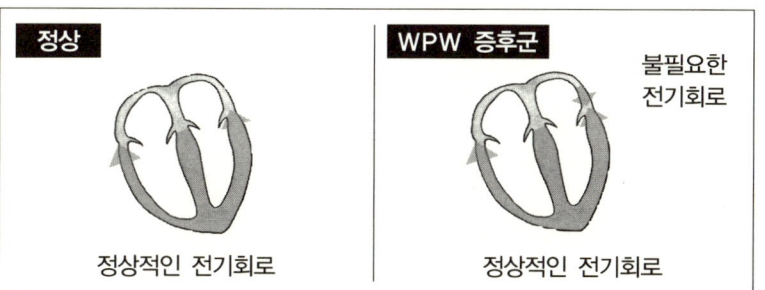

불필요한 전기 통로가 있다고 해도 특별히 증상이 나타나지 않는다면 문제가 없지만, 가슴 두근거림이 심하게 일어날 때가 있다는 게 곤란한 점이다. WPW 증후군에 의한 가슴 두근거림의 특징은 다음 세 가지다.

- 심장이 빠르게 뛰는 발작이 일어난다.
- 안정을 취하고 있을 때 갑자기 시작된다.
- 갑자기 끝난다.

뛰거나 계단을 급하게 오른 것도 아닌데 갑자기 가슴이 두근거려서 깜짝 놀라게 된다. 이렇게 가슴이 두근거리는 동안에는 아래의 그림과 같이 심장에서 전기가 빠른 속도로 빙글빙글 돌고 있을 때가 많다.

| WPW 증후군의 가슴 두근거림 발작 |

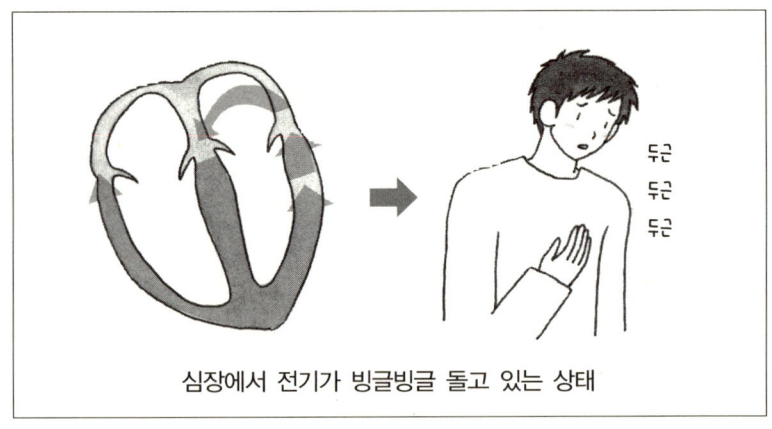

심장에서 전기가 빙글빙글 돌고 있는 상태

WPW 증후군이 의심되면 '순환기내과'를 찾아가자

WPW 증후군은 약으로 치료하는 방법도 있지만, 현재는 그보다 훨씬 효과가 큰 근본적인 치료법이 개발되었다. 불필요한 전기 통로로 인해 생기는 병이므로 그 전기 통로를 카테터 수술로 잘라버리는 것이다. 이 치료는 순환기내과에서만 받을 수 있다.

안정을 취한 상태에서 갑자기 가슴이 두근거리는 발작을 일으킨 적이 있는 사람은 그것이 저절로 사라진다고 해서 방치하지 말고 순환기내과를 찾아가 진찰을 받아보기 바란다. 드물긴 하지만 WPW 증후군으로 생명을 잃는 경우도 있다.

● A D V I C E
갑자기 가슴이 두근거리기 시작했다가 갑자기 끝나는 증상을 경험했다면 순환기내과로!

갑작스럽게 가슴이 두근거리고 강렬한 불안감이 찾아온다 _공황장애

증상	• 일상생활 중에 불안감이 느껴지면서 동시에 심하게 가슴이 두근거린다.
원인	• 현재의 장소에서 벗어나고 싶어도 그럴 수 없는 상황에 처해 있을 때 흔히 나타난다.
주의사항	• 조기에 치료하지 않으면 일생생활에 큰 지장을 받아 우울증으로 발전할 수도 있다.
진료과	• 신경정신과.

30세의 남성으로 1년 정도 전부터 갑자기 가슴이 두근거릴 때가 있었다. 항상 20분 정도 지나면 진정이 되었지만, 근래에 와서는 출퇴근 전철 안에서도 가슴이 심하게 뛰는 증상이 나타난다.

환자 전철을 타고 가다가 갑자기 가슴이 두근거려서요….

의사 언제부터 그랬나요?

환자 전철 안에서 그러는 건 두 달 정도 됐고요, 가슴이 두근거리는 증상은 1년 정도 전에 고속도로에서 혼자 운전을 하던 중에 처음 느꼈습니다.

의사 증상이 어떤 느낌이지요?

환자 갑자기 심장이 마구 빠르게 뛰어요. 그리고 왠지 모르게 극도로 불안해집니다.

의사 구역질이나 어지럼증도 느끼시나요?

환자 네. 그렇습니다.

일상생활 중에 불안하고 가슴이 두근거리는 발작이 일어난다

만약 지금 당장 갑자기 1만 명의 군중 앞에서 연설을 해야 한다면 어떨 것 같은가? 불안감과 긴장감 때문에 심장이 빠르게 고동치면서, 현기증을 느끼거나 구역질이 날 수도 있을 것이다. 그런데 이와 비슷한 증상이 평범한 일상생활에서 나타나는 것을 '공황장애'라고 한다. 특별히 긴장을 할 만한 상황이 아니기 때문에 본인도 왜 그런 상태가 되는지 이유를 알지 못한다. 구급차를 부르는 경우도 있지만, 병원에 도착할 무렵에는 발작이 사라질 때가 많다.

공황장애 증상의 특징은 다음의 세 가지로 정리할 수 있다.

- 아무 일 없이 일상생활을 하던 중에 일어난다.
- 강한 불안감이 동반된다.
- 심장이 강하게 두근거린다.

공황장애가 일어나는 상황은 사람마다 다르다

'어떤 상황에서 공황 상태에 빠지느냐'는 사람에 따라 다르다. 텔레비전을 보다가 발작을 일으키는 사람도 있고, 잠을 자려고 이부자리에 누울 때 발작이 시작되는 경우도 있다. 필자가 지금까지 진찰해온 바에 의하면 출퇴근 시 전철 안이나 정체된 도로의 차 안에 있는 경우, 비행기를 타고 있을 때와 같이

'그 장소에서 빠져나오려 해도 자신의 힘으로는 벗어날 수 없는 상황'에서 공황장애를 일으키는 사람이 많았다.

한 번이라도 공황장애를 경험하면 '이런 발작이 또 일어나는 건 아닐까?' 하는 불안감이 생긴다. 이 불안감은 또다시 발작을 일으킬 가능성을 높인다. 그런 이유로 공황장애를 경험한 사람은 자신이 공황 상태가 될 것 같은 상황을 피하게 된다. 출퇴근 길의 전철에서 공황장애를 일으킨 사람은 두려움 때문에 출근조차 못하게 될지도 모른다. 치료를 서두르지 않으면 점점 더 일상생활에 지장을 초래해 우울증으로 발전할 가능성도 있다.

공황장애가 의심되면 '신경정신과'를 찾아가자

공황장애는 뇌의 '세로토닌'이라는 물질과 관련이 있는 병으로 알려져 있다. 약으로 치료를 하는데, 그래도 발작을 일으킬 것 같을 때는 그 발작을 억제하는 조제약이 있으므로 안심해도 된다. 이 두 가지 약을 잘 사용하면 시간이 조금 걸리더라도 불안감을 해소해나갈 수 있다. 공황장애를 '특별한 마음의 문제'라고만 여기지 말고, 신경정신과를 찾아가보기 바란다.

● A D V I C E
'가슴 두근거림 + 강렬한 불안감'을 느낀다면 신경정신과에서 진찰을 받아보자.

자각증상

5

감기가 오래간다

폐렴 | 기침이 오래 계속되고, 열이 내리지 않는다
아급성 갑상샘염 | 목의 통증과 발열, 발한, 체중 저하, 가슴 두근거림이 나타난다
감염성 심내막염 | 특별한 이유 없이 열이 계속되고 손가락 끝이 아프다
백혈병 | 미열이 계속되며, 잇몸에서 출혈이 그치지 않는다
폐결핵 | 기침과 미열이 계속되고 체중이 감소한다

기침이 오래 계속되고, 열이 내리지 않는다 _폐렴

증상	• 38℃가 넘는 고열이 계속되거나 1주일 이상 기침이 낫지 않는다.
원인	• 세균, 바이러스, 진균(곰팡이균) 등에 의한 감염.
주의사항	• 폐렴 초기와 감기를 구분하기가 매우 어렵다.
진료과	• 내과.

30세의 남성으로 1주일 전부터 기침과 발열이 시작되었다. 시중에서 판매하는 감기약을 먹었지만, 1주일이 지나도 열이 내리지 않자 병원에 왔다.

환자 계속 기침이 나고요, 열이 떨어질 기미를 보이지 않아요.
의사 증상이 언제부터 시작되었지요?
환자 1주일 정도 됐어요. 그냥 감기인 줄만 알았어요.
의사 감기에 걸렸을 때처럼 목이 아프다든가 콧물이 나오나요?
환자 아니요. 목이 아프거나 콧물이 나오지는 않아요.
의사 약은 드시고 계신가요?
환자 약국에서 감기약을 사 먹었어요. 평소에는 약을 먹으면 나아 졌는데….

감기와 구별하기가 어려운 '폐렴'

기침과 열 때문에 감기라고 생각했는데 알고 보니 폐렴이었던 경험이 있지 않은가? 본인은 그런 경험이 없더라도 주변에 적어도 한 명쯤은 있을 것이다. 폐렴은 흔히 볼 수 있는 병이지만 목숨을 잃을 수도 있는 중대한 병이기도 하다. 폐렴 초기 상태와 감기를 구분하기는 매우 어렵다.

폐렴에 걸린 사람들 대부분은 '감기인가?'라고 생각했다가, 다음 중 한 가지가 해당이 되었을 때 병원을 찾아온다.

- 38℃ 이상의 고열이 난다.
- 1주일이 지나도 증세가 나아지지 않는다.

2~3일 동안 기침이 나고 열이 약간 있는 정도일 때는 상태를 지켜보면서 병원에 가지 않는 사람들이 많다. 몇 번이나 폐렴을 경험한 사람도 초기에는 자각증상이 감기인지 폐렴인지 구별하기가 어렵다. 그러므로 단순한 감기라고 생각되더라도 내과에서 진찰을 받아보는 편이 좋다. 열이 38℃ 이상이거나 1주일이 지나도 열이 내리지 않을 때는 반드시 병원에 가자.

● A D V I C E
감기가 폐렴으로 악화되는 경우도 있다. 감기일 땐 무리하지 말자.

목의 통증과 발열, 발한, 체중 저하, 가슴 두근거림이 나타난다 _아급성 갑상샘염

증상	• 발열과 목의 통증. • 다한(땀이 많이 남), 손 떨림, 가슴 두근거림, 체중 저하.
원인	• 원인은 불명(바이러스가 원인으로 여겨지고 있다).
주의사항	• 처음에는 감기처럼 느껴진다.
진료과	• 내과(특히 내분비내과).

36세의 여성으로 열흘 전부터 목이 아프고 열이 나서 감기라고 생각했는데, 좀처럼 낫지 않고 몸무게까지 줄었다.

환자 열흘 정도 전부터 목이 아프고 열이 나서 감기라고 생각했거든요. 그런데 조금도 나아지지를 않네요.

의사 콧물이나 기침은 안 나오나요?

환자 목은 아픈데 기침은 안 나와요. 그런데 제가 요즘 갑자기 살이 빠져서 걱정이 좀 돼요.

의사 네, 열은 몇 ℃ 정도지요?

환자 38℃요. 아, 그리고 땀이 많이 나요.

의사 혹시 가슴이 두근거리거나 하지는 않으세요?

환자 맞아요. 계속 가슴이 두근거려요.

처음에는 감기와 비슷하다

감기 증상으로 시작되어 열과 목의 통증이 오래 지속되고 가슴이 두근거린다면, '아급성 갑상샘염'을 의심해보자. 감기가 좀처럼 떨어지지 않는다고 생각했지만, 사실은 목의 앞면에 있는 갑상샘(아래 그림 참조)에 병이 생겨서, 신진대사를 조절하는 갑상샘 호르몬이 지나치게 많이 분비되고 있는 것일 수 있다. 이는 '아급성 갑상샘염'이라는 병이다.

처음에는 감기와 같은 증상으로 시작되며, 오랫동안 다음과 같은 증상을 호소하다 병원을 찾을 때가 많다.

• 열이 난다.
• 목이 아프다.

| 갑상샘의 구조 |

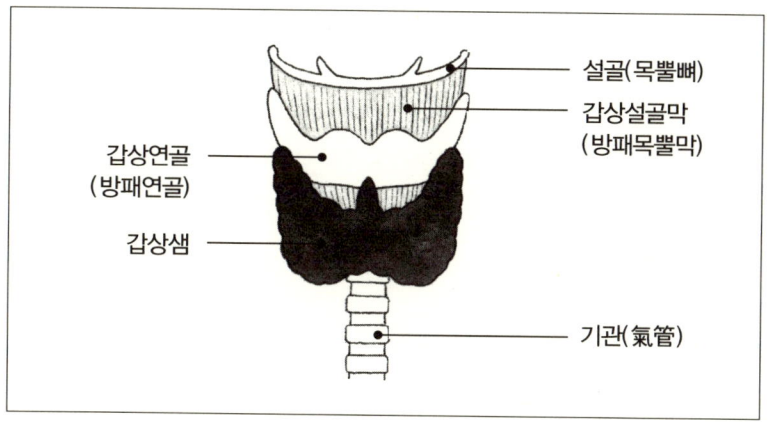

이 병의 특징은 저장되어 있던 갑상샘 호르몬이 갑상샘 세포에서 한꺼번에 온몸으로 방출되는 것이다. 때문에 과도한 갑상샘 호르몬 분비에 따른 증상이 나타나게 된다(아래 그림 참조).

아급성 갑상샘염은 갑상샘 호르몬이 과다 분비되는 대표적인 병인 '갑상샘기능항진증'(191쪽 참조)과 비슷하지만, 정확히 구분해야만 하는 병이다.

| 갑상샘 호르몬의 과잉 분비에 따른 증상 |

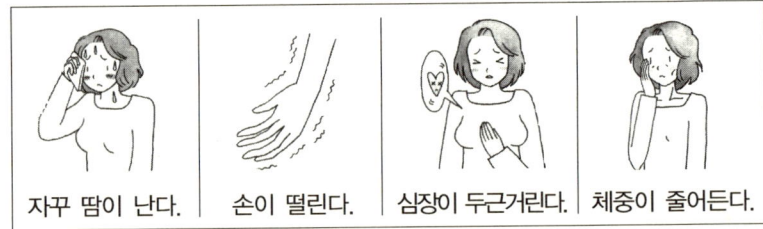

| 자꾸 땀이 난다. | 손이 떨린다. | 심장이 두근거린다. | 체중이 줄어든다. |

아급성 갑상샘염과 관련된 곳은 '내과'와 '내분비내과'

'감기가 오래가네….'라고 생각했는데 손이 떨리기 시작하거나 자꾸 심장이 두근거린다면 아급성 갑상샘염일 수도 있다. 반드시 내과로 진찰을 받으러 가자. 내분비내과가 있는 병원이라면 더욱 좋다.

● A D V I C E
감기와 같은 증상으로 시작되는 병은 이 외에도 여러 가지가 있다.

특별한 이유 없이
열이 계속되고
손가락 끝이 아프다 _감염성 심내막염

증상	• 원인 불명의 열이 계속된다.
원인	• 심장 속에 들어간 균이 증식해서 발생한다.
주의사항	• 이를 뽑거나 위내시경 검사를 한 뒤에 원인을 알 수 없이 열이 나면 특히 주의해야 한다.
진료과	• 순환기내과가 있는 종합병원.

45세의 남성으로, 한 달 전부터 원인을 알 수 없는 열이 계속되고 있다. 가까운 내과에서 진찰을 받고 약을 먹었지만 좀처럼 차도가 없어 대학병원을 찾았다.

환자 한 달쯤 전부터 열이 나기 시작했는데, 도무지 열이 내리지를 않습니다.

의사 여기에 오시기 전에 다른 병원에 가보셨나요?

환자 네. 집 근처에 있는 내과에 갔더니, 감기라고 하더라고요. 그런데 약을 처방받아 먹었는데도 상태가 영 나아지질 않아서….

의사 기침이나 콧물도 나오나요?

환자 아니요. 특별히 기침이나 콧물은 나오지 않습니다.

의사 혹시 열 이외에 신경 쓰이는 증상은 없습니까?

환자 몸이 계속 노곤해요. 아, 그러고 보니 어제부터 오른손 둘째 손가락 끝이 빨개져서 누르면 아픕니다.

원인 불명의 열이 계속될 때는 '감염성 심내막염'일 수 있다

몸이 피곤하고 열이 나서 '감기인가?' 하는 생각에 약을 먹지만 좀처럼 낫지 않는다. 이렇게 원인 불명의 열이 계속될 때 의심되는 병 가운데 하나가 '감염성 심내막염'이다. 이 병은 심장 속에 세균 등의 병원체가 침입해 증식함에 따라 일어난다.

병원체는 혈액을 통해 심장 속으로 들어가게 된다. 그렇다면 균은 어떤 경로로 혈액에 침입하는 것일까? 이를 뽑은 후에 균이 들어가는 경우가 흔하고, 충치가 원인일 때도 있다. 이 외에 수술을 받은 뒤라든지 아니면 위 점막이나 피부의 상처를 통해 균이 침입하기도 한다.

감염성 심내막염에 걸리면 증식한 균과 혈액의 성분이 심장 속에서 엉기고, 그 덩어리가 심장에서 내보내져 몸 어딘가에 있

| 감염성 심내막염으로 막힌 혈관과 증상의 예 |

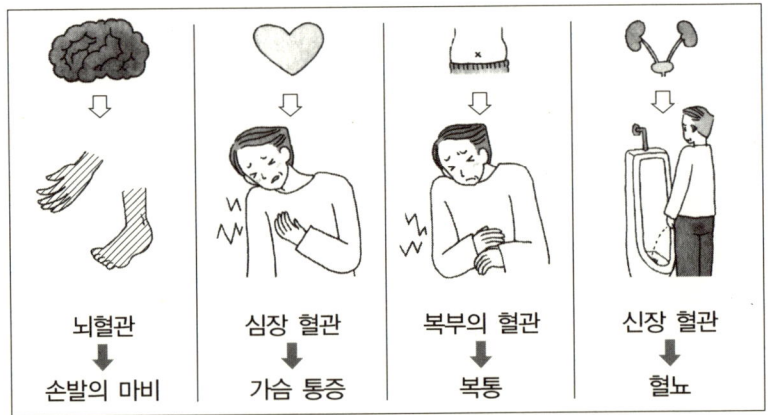

는 혈관을 막을 수가 있다. 어느 혈관이 막히느냐에 따라 다양한 증상이 나타나게 된다(왼쪽 그림 참조). 손이나 발의 혈관이 막히는 경우엔 빨갛고 작은 발진이 생기기도 한다.

감염성 심내막염이 의심되면 '순환기내과'로

이처럼 혈관이 막히기 전에 제대로 진단을 받는 것이 매우 중요하다. 한시라도 빨리 입원 치료를 시작하지 않으면 목숨이 위험할 수도 있기 때문이다. 원인 불명의 열이 계속될 때는 반드시 종합병원을 찾아가 진찰을 받도록 하자. 특히 이를 뽑은 뒤나 내시경 검사를 받은 뒤라면 감염성 심내막염일 가능성이 높으므로 순환기내과가 있는 병원이 좋을 것이다.

원래 심장에 이상이 있는 사람이 걸릴 확률이 높은 병이므로, 심장에 이상을 지적받은 적이 있는 사람은 특히 주의해야 한다.

● A D V I C E
심장 문제로 병원에 다니고 있는 사람은 이를 뽑기 전에 주치의와 상담하도록 하자.

미열이 계속되며, 잇몸에서 출혈이 그치지 않는다 _백혈병

증상	• 몸이 노곤하고 미열이 계속된다. • 코피, 출혈이 잘 멈추지 않는다.
원인	• 백혈구가 비정상적으로 증식해서 발병한다.
주의사항	• 감기나 피로로 여기기 쉽다.
진료과	• 서둘러 내과에서 혈액검사를! → 혈액종양내과.

35세의 여성으로 한 달 전부터 감기 증상이 계속되고 있다. 전날 잇몸에서 피가 나기 시작해 멈추지를 않아서 치과에 갔다가, 내과에서 진찰을 받아볼 것을 권유받아 병원을 찾았다.

환자 잇몸에서 피가 멈추지 않아서 치과를 찾아갔는데, 치과 선생님이 내과로 가보라고 해서 왔어요. 확실히 계속 미열도 있고요.

의사 언제부터 이런 증상이 나타났나요?

환자 열이 나기 시작한 건 한 달쯤 전이에요. 그냥 감기라고 생각했는데 아직도 낫지를 않네요.

의사 기침이나 가래도 나오나요?

환자 기침은 조금 나지만 가래는 안 나와요.

의사 몸이 나른하지는 않으세요?

환자 일반 감기치고는 몸이 좀 나른하다고 생각했어요.

몸이 피곤하고 미열이 계속될 때는 '백혈병'일 가능성이 있다

'백혈병'은 백혈구가 비정상적으로 증식하는 병으로, '혈액의 암'이라고도 부른다. 몸이 노곤하고 미열이 계속되어 '감기에 걸렸나….'라든가 '요즘 좀 피곤하네….'라고 생각할 수 있지만, 사실은 백혈병에 걸렸을 수도 있다. 백혈병은 병원에서 채혈을 해봐야 진단할 수 있다. 다시 말해 한시라도 서둘러 병원을 찾아가야 하는 병이다.

만약 백혈병인 줄 모르고 아픈 몸을 계속 방치해두면 다음 그림과 같은 증상이 더해지는데, 그러한 상태가 되기 전에 검사를 받아야 한다.

| 백혈병 증상의 예 |

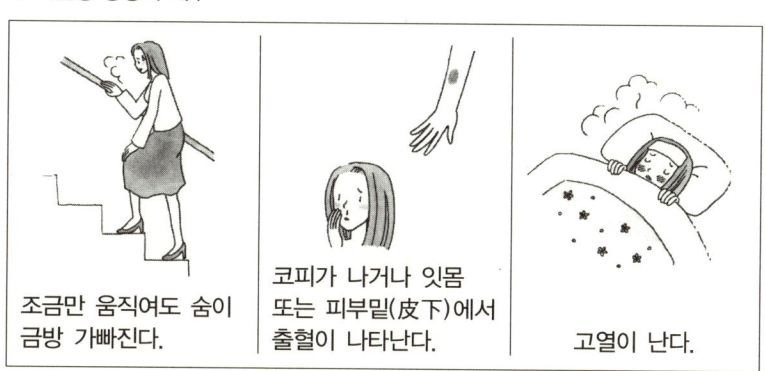

조금만 움직여도 숨이 금방 가빠진다.

코피가 나거나 잇몸 또는 피부밑(皮下)에서 출혈이 나타난다.

고열이 난다.

자가진단은 위험! 먼저 '내과'를 찾아가자

미열이 계속되거나 몸이 계속 노곤할 때는 감기라고 자가진단해서 방치하지 마라. 그럴 때는 병원에 가서 검사를 받아보기 바란다. 혈액의 이상은 피검사를 하면 금방 알 수 있으므로 서둘러 근처의 내과를 찾아가보는 것이 좋다. 혈액검사 결과, 이상이 있으면 더욱 자세한 검사를 위해 혈액에 관한 병을 전문으로 하는 혈액종양내과로 가보도록 의사가 소견서를 써줄 것이다.

● A D V I C E
왠지 모르게 몸 상태가 계속 안 좋을 때는 먼저 내과를 찾아가보자.

기침과 미열이 계속되고 체중이 감소한다 _폐결핵

증상	• 기침과 미열이 계속된다.
원인	• 결핵균에 감염되어 발생한다.
주의사항	• 감기와 증상이 비슷해 구별하기가 힘들다. • 폐결핵은 장기간 꾸준히 약을 먹어서 치료해야 한다.
진료과	• 호흡기내과, 감염내과.

30세의 여성으로 1개월 정도 전부터 기침이 나기 시작했다. 감기라고 생각해 그냥 내버려뒀는데, 점점 기침이 심해졌다.

환자 한 달째 기침과 미열이 계속되고 있어요. 처음에는 감기라고 생각했는데 좀처럼 낫지를 않네요.
의사 콧물이 난다든가 목이 아프지는 않나요?
환자 그런 증상은 특별히 없어요.
의사 가래는 어떤가요?
환자 가래는 조금 나와요.
의사 신경 쓰이는 다른 증상은 없나요?
환자 글쎄요…. 아, 몸이 좀 피곤해요. 그리고 살이 조금 빠졌어요.

결코 드문 병이 아닌 '폐결핵'

'폐결핵'이라고 하면 오래전에 있었던 옛날 병이라고 생각할지 모르겠지만, 오늘날에도 그렇게 드문 병은 아니다. 다만 과거와는 달리 치료약이 있기 때문에 관심이 줄었을 뿐이다.

폐결핵의 증상은 감기와 거의 비슷하게 시작된다. 따라서 증상만 가지고 감기인지 폐결핵인지를 구별하기는 매우 어렵다. 가장 큰 차이점이라면, 감기가 자연히 낫는 병인 데 비해 폐결핵은 장기간 약을 복용해서 치료해야 한다는 것이다.

폐결핵이 다른 사람에게 전염되지 않도록 가능한 한 빨리 치료를 시작하는 것이 중요하다. 기침이나 재채기 등으로 공기 중에 퍼진 결핵균이 호흡 기관지나 폐포(肺胞)로 들어가면 염증을 일으키게 된다. 치료를 시작해서 결핵약을 꾸준히 복용하면 결핵균의 전염력이 거의 소멸된다.

기침이 3주 이상 계속될 때는 반드시 원인을 알아내자!

필자가 여기서 폐결핵을 소개하는 이유는 '감기치고는 기침이 오래가네….'라고 느꼈을 때의 행동 원칙을 알리고 싶어서다. 기침이 3주 이상 계속된다면 반드시 정확한 원인을 살펴봐야 한다. '감기가 낫지 않네….'라고만 여길 일이 아니다. 실은 폐결핵 등을 비롯한 큰 병에 걸렸을 가능성이 있기 때문이다. 상태를 지켜보거나 같은 치료만 계속 받을 게 아니라 반드시 기침의 원인을 다시 생각해볼 필요가 있다.

폐결핵이 의심되면 '호흡기내과'나 '감염내과'로

'기침이 3주 이상 계속될' 경우엔 전문의의 진찰을 받아보는 것이 좋다. 이 책의 '기침이 계속된다' 장에서 오랫동안 낫지 않는 기침에 대해 설명해놓았으니 참고하기 바란다. 기침이 오래 가는 원인을 알 수 없을 때는 호흡기내과에서 진찰을 받아보도록 하자. 열까지 있는 것 같다면 폐결핵과 같이 세균에 감염되었을 가능성도 생각해 감염내과를 찾아가보는 것도 좋을 것이다. 폐결핵은 다른 사람에게 전염될 수 있는 병이라는 점을 염두에 두자.

● A D V I C E

기침이 낫지 않고 오래도록 계속된다면, 한 번쯤은 호흡기내과를 찾아가 진찰을 받아보도록 한다.

자각증상

6

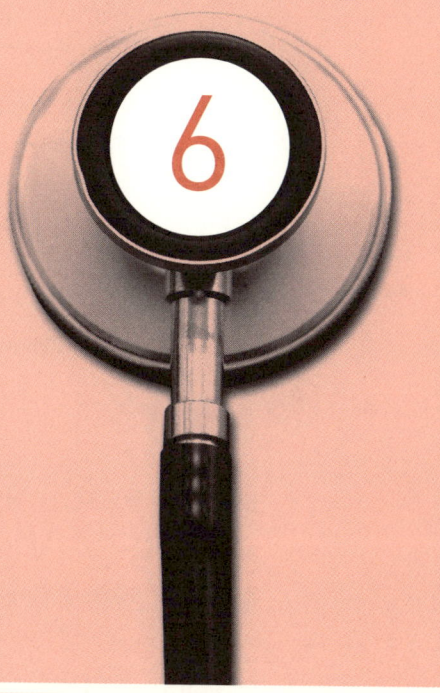

기침이
계속된다

기침이형천식 | 한밤중에 기침이 심해 잠을 잘 수가 없다
약이 원인인 기침 | 감기에 걸리지도 않았는데 기침이 계속 나온다
부비강염 | 기침과 가래 증상이 3개월 정도 계속된다
알레르기성 비염 | 맑은 콧물과 기침이 나오고, 몸이 노곤하며 눈이 가렵다
위식도역류질환 | 밤중에 기침이 나고 속이 자주 쓰리다

한밤중에 기침이 심해 잠을 잘 수가 없다 _기침이형천식

증상	• 환절기, 감기에 걸렸을 때, 몸이 따뜻해졌을 때, 갑자기 추운 장소로 나왔을 때 기침이 계속된다.
약	• 스테로이드 흡입제가 효과가 좋다.
주의사항	• 특히 기온이 올라가는 4월경과 기온이 내려가는 10월경이 될 때마다 기침을 하는 사람은 해천증(기침과 천식)일 가능성이 높다.
진료과	• 호흡기내과, 알레르기내과.

32세의 여성으로 한 달 전부터 한밤중에 심한 기침으로 고생하고 있다. 낮에는 그다지 기침이 심하지 않지만, 기침 때문에 수면 부족을 앓게 되어 병원에 왔다.

환자 밤이면 기침이 나서 잠을 잘 수가 없어요.
의사 언제부터 기침을 하기 시작했지요?
환자 한 달쯤 전부터요.
의사 가래도 나오나요?
환자 가래는 안 나와요. 기침뿐이에요.
의사 몇 시쯤에 기침이 가장 심한가요?
환자 글쎄요…. 새벽 2시쯤부터 동틀 때까지인 것 같아요.
의사 전에도 이렇게 기침이 계속된 적이 있으셨나요?
환자 그러고 보니 작년 이맘때도 한밤중에 기침을 많이 했어요.

환절기에 기침이 멈추지 않는다

천식이라고 하면 심하게 기침을 하면서 호흡곤란을 일으키는 병이라는 이미지가 있다. 하지만 실제로는 그렇게 증상이 심하지 않으면서 단지 기침 정도만 계속되는 경우도 적지 않다. 이처럼 기침만 나오는 천식을 '기침이형천식'이라고 한다. 천식 중에서 증상이 가벼운 유형이라고 생각하면 된다.

기침이형천식은 어렸을 때 천식이 없었던 사람도 자주 걸리는 병이다. 천식은 주로 아이들이 걸리는 병이라고 여기는 사람들이 많은데, 그것은 잘못 알고 있는 것이다. 그래서 어른이 되어 처음 기침이형천식에 걸린 사람 중에는 자신이 천식을 앓

| 기침이형천식의 특징 |

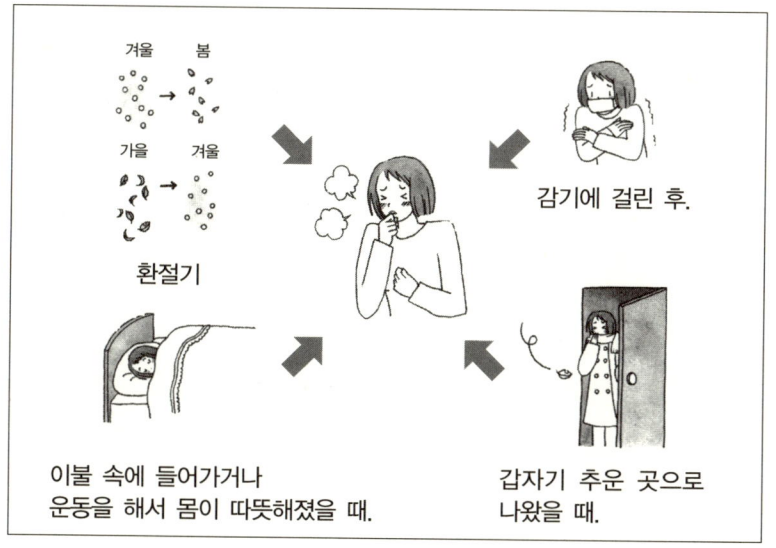

115

고 있으리라고는 전혀 생각도 못하고 병원에 가지 않는 경우가 종종 있다. 치료법이 있으므로 제때 병원에 가기 바란다.

기침이형천식의 특징은 115쪽의 그림과 같이 정해진 상황에서 기침이 나올 때가 많다는 점이다. 그러므로 어떤 상황에서 주로 기침이 나오는지를 알기만 해도 진단을 내릴 수 있는 병이다. 특히 기온이 올라가는 4월경과 기온이 떨어져 추워지는 10월경만 되면 기침이 나오는 사람은 기침이형천식일 가능성이 높다.

기침이형천식이 의심되면 '호흡기내과'를 찾아가자

치료법으로는 스테로이드 흡입제가 효과적이다. 지겹게도 낫지 않던 기침이 거짓말처럼 사라지기도 한다. 흡입기가 휴대형이기 때문에 어디서나 편리하게 사용할 수 있다. 먹는 약도 여러 가지 종류가 있으므로, 적절히 조합하면 치료 효과를 높일 수 있다. 기침이형천식이 의심될 때 찾아가야 할 곳은 호흡기내과 또는 알레르기내과다.

● A D V I C E
감기약이 듣지 않는 환절기의 기침은 기침이형천식일지도 모른다.

감기에 걸리지도 않았는데 기침이 계속 나온다 _약이 원인인 기침

증상	• 원인 불명의 기침에 시달린다.
원인	• 혈압약, 진통제, 감기약을 복용하고 있을 때 발생하는 경우가 많다.
주의사항	• 진통제나 감기약은 부작용으로 기침을 유발할 가능성이 있다.
진료과	• 호흡기내과. • 기침이 심하면 응급실로, 호흡곤란일 때는 구급차를 부른다!

고혈압 치료를 받고 있는 60세의 여성으로, 반년 전부터 원인을 알 수 없는 기침에 시달리고 있다. 특히 밤이 되면 기침이 나와 잠을 자지 못한다.

환자 밤에 자꾸 기침이 나서 잠을 잘 수가 없어요.
의사 언제부터 기침이 시작되었습니까?
환자 반년 정도 전부터요.
의사 가래도 나오나요?
환자 아니요. 기침만 나와요.
의사 혹시 계속 드시고 있는 약이 있나요?
환자 혈압약을 먹고 있어요.
의사 혹시 혈압약을 복용하신 뒤부터 기침 증상이 시작된 건 아닌가요?
환자 아, 그러고 보니 그런 것 같네요.

혈압약, 진통제, 감기약을 먹고 있는 사람은 요주의

장기간 기침으로 고생하는 사람 중에는 먹고 있는 약이 기침의 원인이 되는 경우가 있다. 하지만 평소에 자주 먹는 약이기 때문에 그 약이 기침을 유발한다고는 쉽게 생각하지 못한다.

기침을 일으키는 대표적인 약으로는 다음 세 가지가 있다.

- 혈압약
- 진통제
- 감기약

혈압약 중에는 종류에 따라 부작용으로 기침을 유발하는 것이 있다. 현재 혈압약을 먹고 있는데 기침이 계속 나오는 사람은 혈압약이 기침의 원인일지도 모르므로 의사와 상담해보기 바란다.

또 현재 시중에 나와 있는 대부분의 진통제와 감기약은 부작용으로 기침을 유발할 가능성이 있으며, 심한 경우엔 호흡곤란을 일으키기도 한다. '감기약의 부작용으로 기침이 나온다.'라는 사실은 간과하기가 쉽다. 기침을 감기 증상으로만 생각하기 때문이다.

약을 복용한 뒤에 심한 기침이 나온다면 '응급실'로

혈압약을 먹고 있으면서 기침으로 괴로워하는 사람은 반드시 의사에게 상담을 받기 바란다. 만약 감기약을 먹고 나서 기침이 더 심해지거나 진통제를 먹은 뒤에 기침이 나온다면, 그 약을 복용하는 것을 중단하고 호흡기내과를 찾아가 진찰을 받도록 하자. 기침이 심하면 응급실로 가도 무방하다. 호흡곤란을 일으켰을 때는 구급차를 부르기 바란다.

| 구급차를 부를 때 상태를 설명하는 예 |
복용하고 있는 약의 종류도 알리도록 하자.

가족이 부를 경우	① "10분 정도 전부터 기침을 심하게 해서 숨 쉬기도 힘든 상태예요." ② "조금 전에 진통제를 먹었는데, 그 약하고 관련이 있는 걸까요?"
본인이 부를 경우	① "오늘 아침부터 목이 아파서 방금 감기약을 먹었는데, 기침이 심하게 나옵니다." ② "감기 탓이라고 생각했는데, 기침이 점점 더 심해져서 숨을 쉬기가 어려워요."

● A D V I C E
감기약이나 진통제를 먹고 호흡곤란을 일으켰다면 즉시 구급차를 부르자!

기침과 가래 증상이
3개월 정도 계속된다 _부비강염

증상	• 감기 뒤에 기침과 가래가 계속 나온다. • 전두부에서 얼굴 부근이 무거운 느낌이 들거나 통증이 있기도 한다.
원인	• 얼굴 안쪽에 있는 부비강에서 만들어진 고름이 목으로 내려와 기침과 가래의 원인이 된다.
주의사항	• 폐나 기관지에 병이 있는 것은 아닌가 염려하여 내과를 찾아갈 때가 많다.
진료과	• 이비인후과.

30세의 남성으로 어렸을 때 축농증 진단을 받고 이비인후과에 다닌 적이 있다. 3개월 전부터 기침과 가래가 계속되어 병원에 왔다.

환자 기침과 가래가 계속 나온 지 석 달 정도 되었는데, 낫지를 않아요.

의사 가래도 나온다는 말씀이죠?

환자 네.

의사 콧물은 안 나오나요?

환자 콧물도 나와요. 어릴 때부터 축농증이 있어서 코가 안 좋거든요.

의사 기침이 시작된 건 감기에 걸린 뒤인가요?

환자 네. 그때는 2~3일 동안 열도 있었던 것 같아요.

의사 그 뒤로 기침과 가래가 계속되고 있다는 말씀이죠?

환자 네, 그렇습니다.

감기 뒤에 계속되는 기침과 가래는 '부비강염'일 가능성이 크다

　감기에 걸린 뒤, 열이나 목의 통증이 사라졌는데도 기침과 가래가 계속되었던 적이 있지 않은가? 그런 경우는 '부비강염'에 걸렸을 가능성이 높다. 얼굴 안쪽에 있는 부비강(副鼻腔)에서 만들어진 고름이 목으로 내려와서 기침이나 가래의 원인이 되는 것이다. 감기 때문에 부비강염이 생기는 일은 매우 흔하며, 1개월 이상 기침과 가래로 고생하는 경우도 드물지 않다.

　부비강염의 특징은 다음 세 가지다.

- 감기에 걸린 뒤에 나타난다.
- 목의 통증은 사라졌다.
- 그런데도 기침과 가래가 계속된다.

　대개는 코가 막힌 느낌이 들고, 끈적끈적한 콧물도 나온다. 고름이 부비강에서 목으로 내려가는 느낌이 들 때도 종종 있다. 전두부에서 얼굴 부근이 무거운 느낌이 든다거나 통증이 느껴지기도 한다. 그곳에 고름이 쌓여 있기 때문이다. 이럴 때는 이비인후과에 가도록 한다.

● A D V I C E
감기에 걸린 뒤에 가래가 계속 나온다면 대개 부비강염이 원인이다.

맑은 콧물과 기침이 나오고, 몸이 노곤하며 눈이 가렵다 _알레르기성 비염

증상	• 콧물, 재채기가 나오고 눈이 가렵다.
원인	• 꽃가루, 집 먼지, 애완동물의 털 등.
주의사항	• 되도록 알레르기의 원인이 되는 물질을 피한다.
진료과	• 이비인후과, 알레르기내과.

22세의 여성으로, 어느 날 갑자기 콧물과 기침이 시작되었다. 감기라고 생각해 크게 신경 쓰지 않았는데, 점점 더 증상이 심해졌다.

환자 콧물하고 기침이 멈추지를 않아요.
의사 언제부터 증상이 시작됐지요?
환자 열흘 정도 전부터요.
의사 콧물은 물같이 맑은가요, 아니면 찐득찐득한가요?
환자 물 같은 콧물이에요.
의사 열은 없나요?
환자 체온을 재보지 않아서 잘은 모르겠지만, 몸이 계속 노곤해요.
의사 눈이 가렵지는 않나요?
환자 아, 생각해보니 눈이 가려워서 자주 비비곤 했어요.

알레르기성 비염이 기침의 원인이 될 때도 있다

'알레르기성 비염' 하면 재채기와 콧물로 유명하지만, 때로는 기침을 일으키는 원인이 될 때도 있다. 대표적인 알레르기성 비염으로 화분증(花粉症)이 있다. 필자 또한 삼나무와 노송나무에 의한 화분증이 있는데, 봄바람이 불기 시작하는 2월부터 꽃가루가 날리기 시작하면 자주 기침을 한다. 입으로 들이마신 꽃가루가 목구멍에도 알레르기를 일으키고, 코에서 내려온 콧물이 목구멍을 자극하기 때문이다.

꽃가루 외에도 알레르기성 비염을 일으키는 물질은 여러 가지가 있는데, 집 먼지와 애완동물의 털이 대표적이다. 알레르기성 비염이 기침의 원인이라는 사실을 본인이 깨닫지 못하는 경우도 있다.

알레르기성 비염에 의한 증상의 특징은 다음과 같다.

- 콧물이 나온다.
- 코가 간지럽다.
- 재채기가 난다.

이 외에도 눈이 붓거나 가려운 증상이 나타날 때도 많다. 눈 아래나 눈 주위가 검게 변색될 수도 있다.

알레르기성 비염이 의심되면 '이비인후과'나 '알레르기내과'로

알레르기성 비염을 예방하는 가장 좋은 방법은 알레르기를 일으키는 물질과 접촉하지 않는 것이지만, 그것이 말처럼 쉬운 일은 아니다. 주로 먹는 약이나 코에 넣는 점비제 등으로 증상을 억제하는 치료를 하는데, 최근에는 레이저 치료도 이루어지고 있다. 이비인후과나 알레르기내과를 찾아가 상담해보기 바란다.

● A D V I C E
기침이 오래도록 계속된다면 알레르기를 일으키는 물질이 주위 어딘가에 있을지도 모른다.

밤중에 기침이 나고
속이 자주 쓰리다 _위식도역류질환

증상	• 특히 밤중에 기침이 나고, 속이 쓰리거나 위산이 올라오는 느낌이 든다.
원인	• 위산이 식도로 역류해 기관(氣管)으로 들어간다.
대처 방법	• 위산을 억제하는 약을 복용하고, 일상생활에 주의를 기울인다.
진료과	• 내과, 소화기내과, 가정의학과.

56세의 남성으로 3개월 전부터 기침으로 고생하고 있다. 특히 밤중에 기침이 심해서 잠을 잘 못 잔다.

환자 석 달 전부터 기침이 자꾸 나와서 괴롭습니다.
의사 가래도 있으신가요?
환자 가래는 안 나옵니다.
의사 낮과 밤 중에 언제 기침이 더 심하시지요?
환자 밤이요.
의사 새벽에는 어떠시지요?
환자 새벽보다는 한밤중에 기침을 더 많이 합니다.
의사 속이 쓰리거나 식후에 위가 불편하거나 하지는 않으세요?
환자 속이 쓰릴 때는 종종 있습니다.

위산이 식도로 역류한 결과 기침이 나온다

위산이 식도로 역류하는 것이 기침의 원인이 된다는 사실은 의외로 잘 알려져 있지 않다. 밤에 잠을 자는 동안에 위산이 식도를 통해 목구멍이나 기관으로 흘러들어가 기침을 유발할 수 있다(아래 그림 참조).

이러한 '위식도역류질환'은 유럽과 미국에서는 대중적인 병으로, 현재 동양에서도 증가하는 추세다. 특히 비만이거나 밤늦게 식사하는 습관이 있는 사람, 커피나 담배, 술, 기름진 음식을 좋아하는 사람은 이 병에 주의해야 한다.

| 위식도역류질환 |

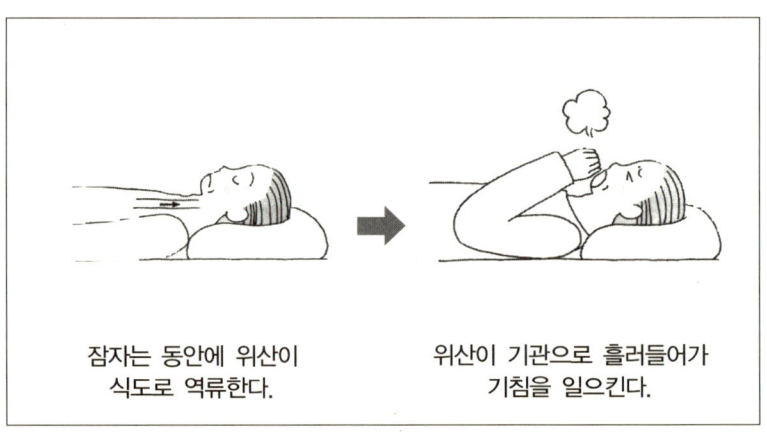

잠자는 동안에 위산이 식도로 역류한다.

위산이 기관으로 흘러들어가 기침을 일으킨다.

기관으로 흘러들어간 위산 때문에 기침이 낫지 않는다

위식도역류질환의 대표적인 증상은 다음 두 가지다.

- 때때로 위산이 올라오는 느낌이 든다.
- 속이 자주 쓰리다.

필자가 굳이 이 위식도역류질환을 '기침이 계속된다'의 장에서 소개하는 데는 이유가 있다. 그것은 '기침이형천식'(114쪽 참조)처럼 애초 기침 증세가 있는 사람이 위산이 역류하는 문제까지 생기면, 밤중에 위산이 기관 속으로 흘러들어간다. 이런 경우, 기침은 멈추지 않게 된다. 그럼에도 불구하고 본인은 위산 역류가 기침의 원인이라고는 전혀 생각지 못한다.

위식도역류질환이 의심되면 '내과', '소화기내과', '가정의학과'로

오랫동안 기침으로 고생하고 있고, 여기에 속이 쓰리거나 위산이 올라오는 느낌이 있는 사람은 내과나 소화기내과 또는 가정의학과에서 진찰을 받아 위산을 억제하는 약을 먹기 바란다. 병원에서 처방해주는 약은 시판되고 있는 약에 비해 위산 역류를 막아주는 효과가 탁월하다. 위식도역류질환을 피하려면 음식을 먹은 뒤 바로 눕지 않도록 한다. 담배와 커피를 삼가고, 기름진 음식을 멀리하는 등 일상생활에서 주의가 필요하다.

● A D V I C E
위장약을 먹은 후 기침이 나아지는 경우도 있다.

첨단 기술화의 함정

업무상 도쿄에 갈 때면 항상 첨단 기술의 결정체인 비행기를 이용한다. 그러나 하네다 공항에 도착한 뒤 모노레일 승강장까지는 넓은 공항 안을 걸어서 간다. 아무리 하이테크(high-tech)가 발달해도 '내 발로 걷는다.'라는 로우테크(low-tech)를 소홀히 여겨서는 안 된다.

의료도 마찬가지다. MRI나 내시경, 카테터 수술 등의 첨단 기술 덕분에 많은 사람들의 생명을 구할 수 있었던 것은 사실이다. 하지만 그러한 추세에도 '자각증상을 자세히 문진한다.'라는 고전적인 진단법을 소홀히 해서는 안 된다는 점이 최근 들어 다시 부각되고 있다. 이는 매우 중요한 일이라고 생각한다.

자각증상

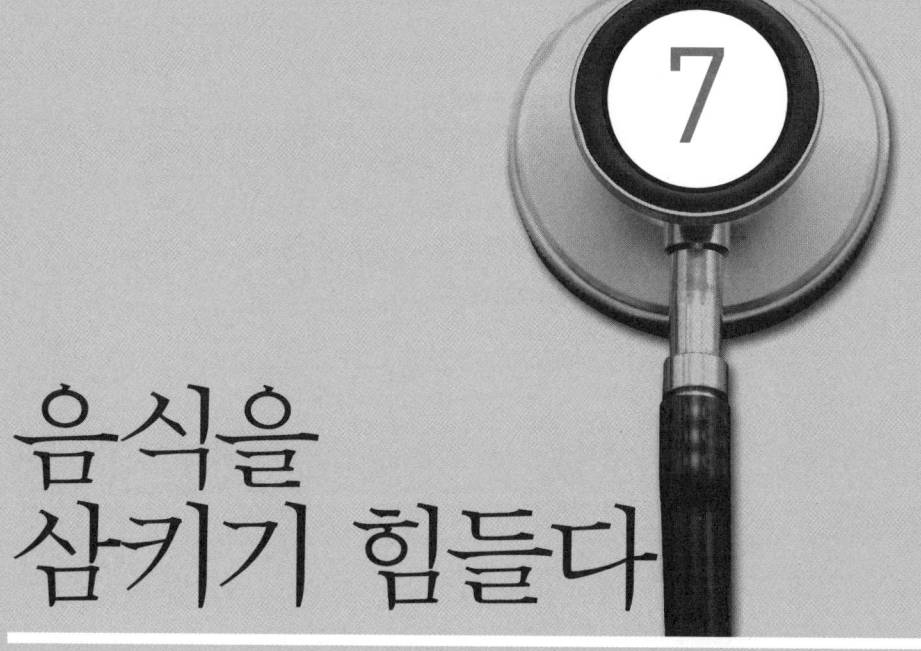

음식을 삼키기 힘들다

식도암 | 고기를 먹으면 가슴이 메는 듯한 느낌이 든다
플럼머-빈슨 증후군 | 음식을 삼킬 때 목이 멘다

고기를 먹으면 가슴이
메는 듯한 느낌이 든다 _식도암

증상	• 초기에는 자각증상이 거의 없다. • 병이 진행됨에 따라 고기 등 딱딱한 음식을 먹으면 가슴이 메는 것 같은 느낌이 든다.
원인	• 식도에 생긴 종양.
주의사항	• 가슴이 따끔거리는 듯한 느낌이 들 때 내시경 검사를!
진료과	• 소화기내과.

60세의 남성으로 한 달쯤 전부터 고기를 먹을 때마다 가슴이 메는 느낌이 들기 시작했다. 상태가 나아지기를 기다려봤지만 여전히 그대로이다.

환자 고기 같은 음식을 삼키기가 어려워요. 이렇게 된 지 한 달 정도 된 것 같습니다.
의사 물이나 부드러운 음식을 드실 땐 괜찮은가요?
환자 네. 물을 마시는 데는 문제가 없는데, 고기를 먹으면 가슴이 메는 듯한 느낌이 들어요.
의사 통증은 없으신가요?
환자 통증이라기보다는 막히는 것 같은 느낌입니다.
의사 음식을 드실 때 가슴이 따끔거리는 느낌은 없으셨나요?
환자 반년 정도 전에는 그런 느낌이었는데, 지금은 안 그래요.

담배와 술을 좋아하는 사람은 요주의!

"음식을 먹을 때 가슴이 멘다."라는 말을 들을 때 의사들이 가장 걱정하는 병은 바로 '식도암'이다. 생명의 위험이 있기 때문이다. 식도암은 초기에는 거의 자각증상이 없지만, 병이 진행됨에 따라 점점 증상이 나타나게 된다. 가능한 한 자각증상이 드러나기 전에 종합건강검진을 통해 발견하는 것이 좋다. 담배와 술을 좋아하는 사람은 특히 식도암에 주의해야 한다.

식도암의 자각증상이 암이 진행되면서 어떻게 변화하는지, 그 전형적인 사례를 아래의 그림에 표시했다.

| 식도암의 자각증상 단계 |

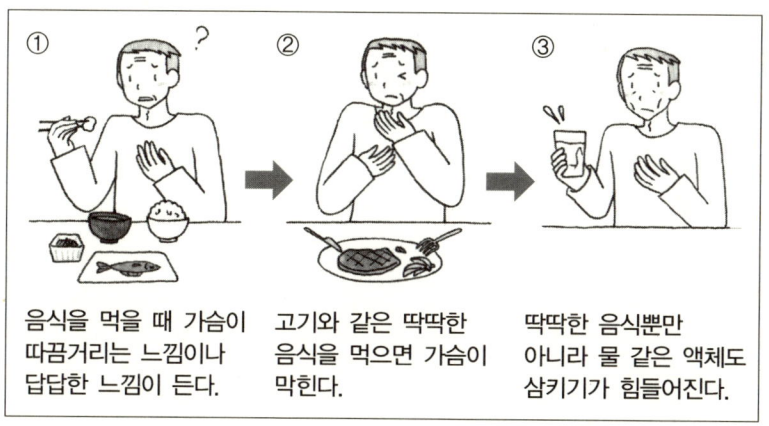

가슴이 따끔하거나 답답한 느낌이 들 때는 '소화기내과'로

어떤 음식을 먹었을 때 가슴이 따끔따끔하거나 답답하고 불편한 느낌이 든다면 반드시 소화기내과에 가서 위내시경 검사를 받아보기 바란다. 그런 증상이 나타나는 병은 식도암 외에도 여러 가지가 있지만, 만일의 경우 식도암이라면 생명이 걸린 문제이므로 그냥 지나쳐서는 안 된다.

이 병을 방치해두면 암이 점점 커져서 음식이 식도를 지나가기도 어려운 상태가 된다. 처음에는 고기와 같이 딱딱한 음식이 식도를 통과하기가 힘들다. 이 단계에서는 물 같은 액체는 쉽게 지나간다. 그러나 계속 방치하면 암이 더욱 커져서 식도를 막게 되고, 나중에는 액체도 통과하기 어렵게 된다.

식도암은 되도록 조기에 발견하는 것이 중요하므로 1년에 한 번은 위내시경 검사를 받도록 하고, 조금이라도 자각증상이 느껴지면 반드시 소화기내과에서 진찰을 받도록 하자. 음식물이 가슴 부근에서 메는 듯한 느낌이 들 때는 두말할 필요 없이 병원에 가야 한다.

● A D V I C E
식도암 초기에는 자각증상이 거의 없으므로 1년에 한 번은 위내시경 검사를 받자!

음식을 삼킬 때 목이 멘다 _플럼머-빈슨 증후군

증상	• 음식이 목 주변에서 걸리는 느낌이 들고 삼키기가 힘들다.
원인	• 철 결핍이 원인이 되어 식도 등의 점막에 이상이 발생한다.
주의사항	• '목의 이상'을 느껴 이비인후과를 찾아가는 경우가 많다.
진료과	• 소화기내과.

40세의 여성. 건강진단에서 빈혈을 지적받아왔지만 계속 방치했다. 2년 정도 전부터 음식물을 삼킬 때 목이 메는 느낌이 시작되었다. 시간이 지나도 나아지지 않자 걱정이 되어 병원을 찾아왔다.

환자 2년쯤 전부터 음식을 먹으면 목이 막히는 듯한 느낌이 들어요.
의사 통증은 없으신가요?
환자 삼킬 때 조금….
의사 그 증상 때문에 다른 병원에도 가보셨나요?
환자 작년에 이비인후과에 가서 검사를 받아봤는데, 별 이상은 없다고 했어요.
의사 건강검진에서 빈혈이라는 진단을 받으신 적은 없나요?
환자 젊었을 때부터 줄곧 빈혈이 있다는 말을 듣긴 했는데, 특별히 치료를 받지는 않았어요.

빈혈이 원인인 '플럼머-빈슨 증후군'

여성 중에는 건강진단에서 '빈혈'로 판정을 받는 사람이 많다. 한 달에 한 번 생리를 하면서 혈액이 많이 빠져나가기 때문이다. 혈액이 새로 만들어지려면 철분이 필요한데, 여성의 빈혈은 대부분 철분이 부족한 상태에서 발생한다. 빈혈이라고 하면 몸이 피곤하거나 숨이 차고, 어지럼증이 나는 증상을 떠올리는 사람이 많을 것이다. 그런데 빈혈을 제대로 치료하지 않고 놔두면 음식물을 삼키기 힘든 증상이 나타나는 경우가 있다. 철분이 부족한 상태가 계속되면 식도 등의 점막에 이상이 생길 수 있다. 이것을 '플럼머-빈슨 증후군'이라고 하는데, 오랫동안 빈혈을 치료하지 않고 방치한 여성들에게서 이따금 발견되는 병이다.

플럼머-빈슨 증후군이 의심되면 '소화기내과'로

플럼머-빈슨 증후군은 철분제를 복용해 빈혈을 치료하면 대부분의 경우 증상이 사라진다. 그러나 '빈혈이 있으니까 플럼머-빈슨 증후군이다.'라고 단정 짓는 것은 위험하다. 음식을 삼키기가 힘들 때는 반드시 소화기내과에 가서 위내시경 검사를 받아보고 '식도암'이 아닌지 확인하자.

● A D V I C E
음식을 삼키기 힘들 때는 반드시 위내시경 검사를 받도록 한다.

자각증상

8

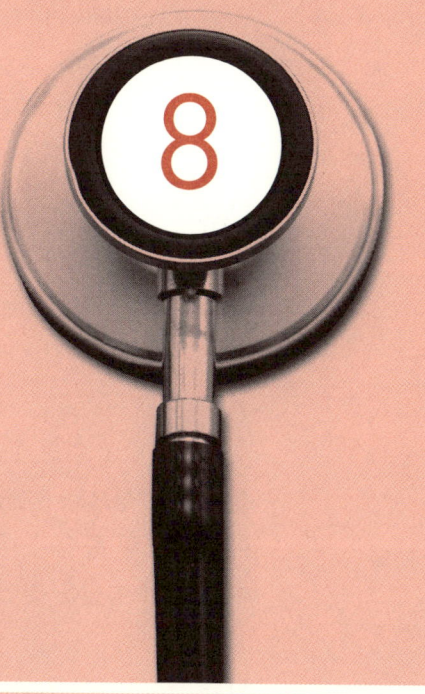

손이 저리다

경견완증후군 | 목에서부터 손가락 끝까지 저리다
손목굴증후군 | 엄지손가락, 집게손가락, 가운뎃손가락만 저리다

목에서부터 손가락 끝까지 저리다 _경견완증후군

증상	• 목에서 어깨, 팔, 손 등에 통증과 저림 증상이 있다.
원인	• 변형된 목뼈 등이 신경을 압박하는 경우가 많다.
주의사항	• 손이 저리기 때문에 신경외과나 외과를 찾아가기 쉽다.
진료과	• 정형외과.

40세의 남성으로 3개월 전부터 왼손이 저리기 시작했고, 뒤를 돌아보면 저림 증상이 더 심해진다. 1주일 전부터는 왼쪽 어깨가 많이 아파서 병원을 찾았다.

환자 최근 들어 왼쪽 어깨가 아파요.
의사 언제부터 아프셨나요?
환자 아프기 시작한 건 1주일 정도 됐는데, 석 달쯤 전부터 계속 저려왔어요.
의사 정확하게 어느 부위가 아프시죠?
환자 여기요(오른손으로 왼쪽 손목부터 어깨 부위를 만진다).
의사 그러면 저리는 부위는 어딘가요?
환자 목부터 손가락 끝까지 저립니다.
의사 목을 돌리거나 움직일 때는 어떠세요?
환자 목을 움직이면 더 아픈 것 같아요.

만성적인 손저림, '경견완증후군'일 수 있다

고질적인 손저림 증상으로 병원을 찾는 사람들 대부분은 내과에 가거나 뇌의 이상을 염려하여 신경외과를 찾는다. 하지만 만성적인 손저림은 지금 소개하는 '경견완증후군'을 비롯한 '정형외과'적인 문제로 발생하는 경우가 대부분이다.

현대인은 일상에서 목과 그 주변의 근육에 큰 부담을 받으면서 생활한다. 때문에 목이나 주변에 문제가 생겨서 목부터 어깨, 팔, 손 등에 통증이나 저림 증상을 느낄 때가 있는데, 이를 '경견완증후군'이라고 한다. 경견완증후군은 하나의 질환이 아니라, '경추헤르니아'나 '경추증' 등 여러 병들을 포함하여 지칭하는 표현이다.

| 경견완증후군에 의한 저림과 통증의 특징 |

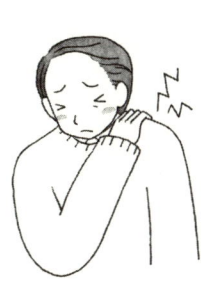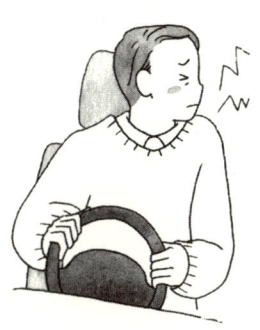

목에서부터 어깨, 팔, 손 등에 통증 또는 저림을 느끼며, 목을 움직이면 증상이 더욱 심해질 때가 종종 있다.

목에 원인이 있는 손저림은 다음의 두 가지 특징이 있다.

- 목을 움직이면 저림 증상이 심해진다.
- 목 뒤에서 어깨에 걸쳐 이상이 느껴진다.

목에 원인이 있을 때는 목을 돌리거나, 숙이거나, 젖히는 등 목을 움직일 때 손의 저림이 심해지는 경우가 종종 있다. 137쪽의 그림과 같이 손의 저림뿐만 아니라 목 뒤에서 어깨에 걸쳐 통증이나 저림을 느끼는 일도 드물지 않다.

원인을 알 수 없이 손이 저릴 때는 '정형외과'를 찾아가자

컴퓨터 키보드를 장시간 사용하는 사람, 럭비나 유도 등 목에 부담을 주는 운동을 하는 사람, 교통사고로 목을 다친 적이 있는 사람 등은 특히 주의가 필요하다. 여기까지 읽고서 '목 때문에 손이 저리는 건지도 모르겠네.' 하는 생각이 든다면 정형외과에 가서 진찰을 받아보기 바란다.

● A D V I C E
만성적인 손저림이 있으면 정형외과를 찾아가자.

엄지손가락, 집게손가락, 가운뎃손가락만 저리다 _손목굴증후군

증상	• 왼손이나 오른손의 엄지손가락과 집게손가락, 가운뎃손가락이 만성적으로 저리다.
원인	• 손목의 신경이 압박을 받아서 발생한다.
주의사항	• 저림 증상 때문에 신경외과나 내과를 찾아가기 쉽다.
진료과	• 정형외과.

35세의 여성으로 1년 전부터 오른손이 저리기 시작했다. 뇌에 문제가 있지 않을까 걱정해서 신경외과에서 검사를 받아봤지만 이상은 없었다. 계속 저림 증상이 사라지지 않자 정형외과를 찾았다.

환자 1년쯤 전부터 오른손이 저려요.
의사 오른손의 어느 부위가 저리지요?
환자 여기요(엄지손가락, 집게손가락, 가운뎃손가락을 가리킨다).
의사 새끼손가락은 저리지 않으시고요?
환자 네. 새끼손가락은 괜찮아요.
의사 다른 병원에서 검사를 받아보신 적은 있나요?
환자 네. 신경외과에서 머리 MRI 검사를 받았는데, 이상이 없다고 했어요.

뇌의 이상으로 착각하기 쉬운 만성적인 손의 저림

'경견완증후군'(136쪽 참조)과 함께 만성적인 손저림의 원인으로 중요한 병이 이 '손목굴증후군'이다. 손목 안쪽에서 신경이 인대 등의 압박을 받아 손이 저리는 상태다. 양손이 모두 저릴 때도 있지만, 대개는 오른손이나 왼손 중 한쪽 손이 저리다.

이 병도 경견완증후군과 마찬가지로 신경외과나 내과를 찾아갈 때가 있는데, 올바른 치료를 위해서는 '정형외과'를 찾아가 상담을 받기 바란다. 손목굴증후군은 '수근관증후군' 또는 '손목터널증후군'이라고도 부르는데, 결코 드문 병이 아니다. 다음의 특징적인 증상을 알아두자.

- 엄지손가락, 집게손가락, 가운뎃손가락의 만성적인 저림

| 손목굴증후군의 특징 |

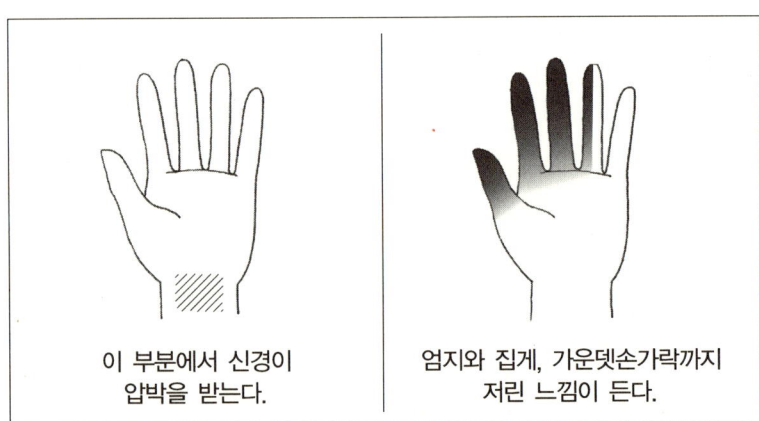

이 부분에서 신경이 압박을 받는다.

엄지와 집게, 가운뎃손가락까지 저린 느낌이 든다.

엄밀히는 왼쪽의 그림처럼 약손가락의 절반 정도까지 저리는 경우도 있지만, 일반적으로 느끼는 자각증상은 '엄지손가락, 집게손가락, 가운뎃손가락'의 저림이다.

엄지손가락~가운뎃손가락이 저릴 때는 '정형외과'로

손목굴증후군은 정형외과에서 치료한다. 손목굴증후군을 방치하면 근육 위축을 유발하며, 신경에 대한 압박을 제거하는 수술이 필요할 수도 있다. 근육 위축이 일어나기 전에 손을 써야 하므로 '언제부터인지는 모르겠지만 엄지손가락과 집게손가락, 가운뎃손가락이 저릴' 때는 한시라도 빨리 정형외과를 찾아가기 바란다.

● A D V I C E
엄지손가락과 집게손가락, 가운뎃손가락이 저리다면 대부분의 경우 손목굴증후군이다.

자각증상

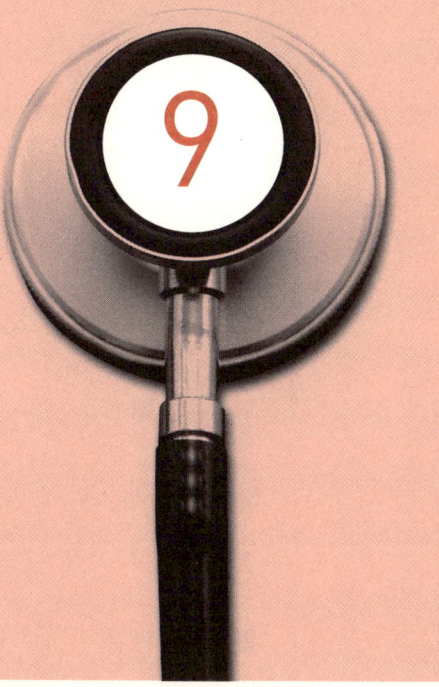

9

발이 저리다

당뇨병 | 양쪽 발끝이 저리다
척추관협착증 | 몸을 앞으로 구부리면 발저림이 사라진다
폐색성 동맥경화증 | 걸을 때 한쪽 장딴지에 통증을 느낀다

양쪽 발끝이 저리다 _당뇨병

증상	• 발끝의 저림, 손끝의 저림.
원인	• 고혈당이 계속되면 신경이 손상을 입는다.
주의사항	• 높은 혈당치를 방치하지 말 것.
진료과	• 내과, 내분비내과, 가정의학과.
	• 안과에서 망막 검사도!

60세의 남성으로 약 반년 전부터 양쪽 발이 저리기 시작했다. 일상생활에 크게 지장은 없지만 걱정이 되어 병원을 찾았다.

환자 양 발끝이 저린데, 뭔가 문제가 있는 것 같아요.
의사 왼발과 오른발 중 어느 쪽이 더 저리시지요?
환자 글쎄요…. 똑같이 저립니다.
의사 갑자기 저리기 시작하셨나요?
환자 아니요. 반년쯤 전부터 이유를 알 수 없이 저리기 시작했어요.
의사 혹시 당뇨병 진단을 받으신 적은 없으세요?
환자 10여 년 전부터 건강검진에서 당뇨라고 진단을 받기는 했습니다. 그런데 특별한 자각증상이 없어서 그냥 내버려뒀어요.

손발이 저리기 시작했다면 중증 당뇨병일 수도!

생소하게 들릴지도 모르지만, 당뇨병으로 인해 발이 저릴 수 있다. 고혈당이 계속되면 신경이 손상을 입기 때문이다. 최근에는 당뇨병 환자가 늘면서 드문 일이 아니게 되었다.

건강진단에서 혈당치가 높다고 지적을 받았을 때 제대로 치료를 한다면 당뇨병을 방지할 수 있다. 저림 증상이 나타날 때까지 당뇨병을 방치해서는 안 된다.

당뇨병이 원인인 저림 증상의 특징은 다음 세 가지다.

- 언제부터인지 모르게 저리기 시작한다.
- 발끝부터 저리기 시작한다.
- 오른발과 왼발이 똑같이 저리다.

| 당뇨병 때문에 저림 증상이 나타나는 손발의 범위 |

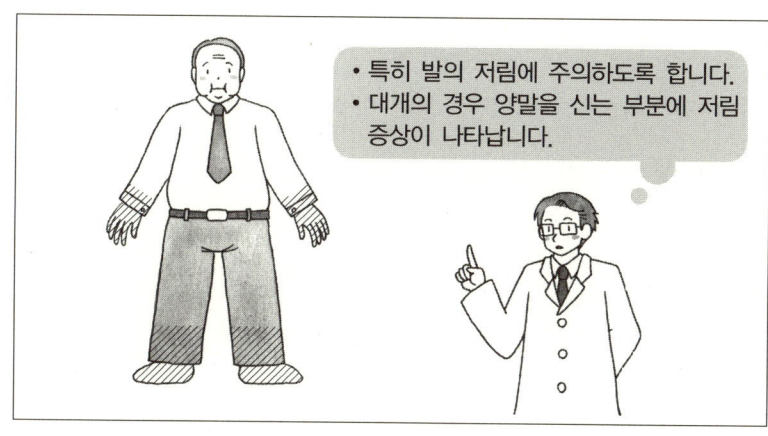

그리고 손이 저릴 때도 있는데, 이 경우도 오른손과 왼손이 똑같이 저리고, 손끝부터 저리기 시작한다. 당뇨병이 원인인 손발저림의 부위는 145쪽의 그림과 같다.

당뇨병으로 인한 발저림의 무서운 점은, 신경의 활동이 둔해진 탓에 발끝에 작은 상처가 나도 그것을 깨닫지 못한다는 것이다. 상처를 통해 세균이 들어가 균이 증식해도 본인은 알지 못한다. 눈치를 챘을 때는 이미 너무 늦어서, 안타깝게도 그 발을 절단해야 하는 경우도 있을 수 있다.

'혈당치가 높다'는 진단을 받았다면 당장 '내과'를 찾아가자

건강진단에서 '혈당치가 높다'는 결과가 나왔다면 반드시 내과나 내분비내과 또는 가정의학과를 찾아가 진찰을 받자. 정기적으로 병원에 가야 하므로 집이나 직장에서 가까운 곳을 선택하는 것이 좋을 것이다.

당뇨병으로 인해 눈의 망막에 장애가 오는 경우도 종종 있다. 심한 경우에는 실명을 할 수도 있으므로, 반드시 정기적으로 안과를 찾아 망막 상태를 확인하도록 한다.

● A D V I C E
혈당치가 높은 사람은 신경이나 망막에 이상이 나타나기 전에 치료를 받자.

몸을 앞으로 구부리면 발저림이 사라진다 _척추관협착증

증상	• 걷거나 몸을 뒤로 젖히면 발이 저리고 아프다.
원인	• 변형된 척추가 신경을 압박한다.
주의사항	• 증상을 나이 탓으로 여기기 쉽다.
진료과	• 정형외과.

69세의 남성으로 약 1년 전에 길을 걷다가 엉덩이에서 양다리에 걸쳐 저림 증상을 느끼기 시작했다. 조금 앉아 있으면 나아지지만, 걸으면 하체가 다시 저려오기 시작한다. 최근 들어 그러한 증상이 심해지자 걱정이 되어 병원을 찾았다.

환자 걸으면 허리 아래가 저려옵니다.
의사 대체로 어느 부위가 저리시지요?
환자 허리에서 엉덩이하고, 엉덩이에서 허벅다리 정도까지가 저립니다.
의사 언제부터 그렇게 저리기 시작하셨나요?
환자 1년 정도 된 것 같습니다. 조금 앉아서 쉬면 나아지긴 하는데, 요즘은 50m 걷는 것도 힘들어져서….
의사 혹시 '이렇게 하면 편해진다' 하는 자세가 있으세요?
환자 몸을 앞으로 구부리고 쉬면 금방 저린 게 사라지고 편해집니다.

걸을 때 발이 저리거나 아프다면 '척추관협착증'일 수도 있다

'조금 걸으면 발이 저리거나 아파오고, 잠시 앉아서 쉬면 나아진다. 그러나 다시 걷기 시작하면 저림 또는 통증이 또 시작된다.' 다리를 다친 것도 아닌데 이러한 증상이 나타나기 시작하면 무심코 '나이 탓인가….'라고 생각해 넘겨버릴 수 있다.

이와 같은 증상을 느꼈을 때는 '척추관협착증'이나 '폐색성 동맥경화증'(150쪽 참조)을 의심해봐야 한다. 이 두 병의 증상은 매우 비슷하다. 여기서는 척추관협착증에 대해 설명하겠다. 이 병의 특징은 아래의 그림과 같이 자세에 따라 증상이 크게 달라진다는 점이다.

척추관협착증은 변형된 척추가 신경을 압박해 다리에 저림 또는 통증이 나타나는 것인데, 몸을 앞으로 구부리면 신경에 대한 압박이 약해지고 몸을 뒤로 젖히면 강해진다. 그래서 자전

| 척추관협착증 증상의 특징 |

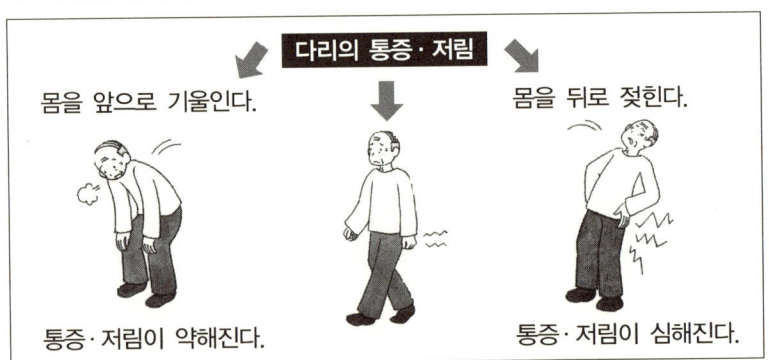

| 척추관협착증의 편한 자세 |

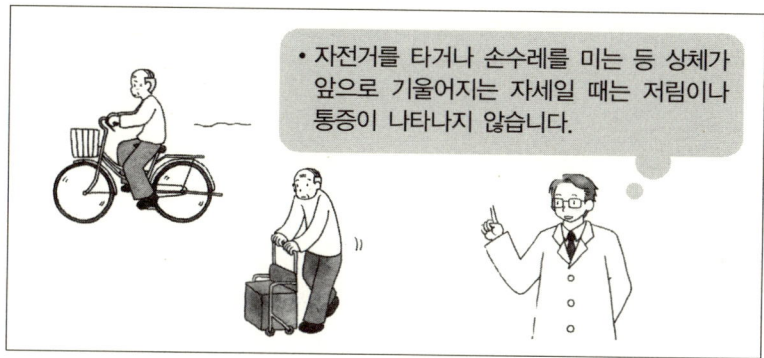

거를 타거나 손수레를 밀며 걸을 때는 몸이 앞으로 기울기 때문에 얼마를 가든지 간에 저림이나 통증을 느끼지 않는다는 점이 이 병의 특징이다(위의 그림 참조).

척추관협착증이 의심되면 '정형외과'로

걸을 때 발이 저리거나 아프면 '나이 탓이겠지.'라는 생각에 치료를 포기하는 경우가 많은데, 적절한 전문가를 찾아가 진찰을 받아보기 바란다. 허리나 발에 저림이나 통증을 느끼지만 '몸을 앞으로 기울이면 나아지는' 사람은 척추관협착증일 가능성이 높다. 이럴 때는 정형외과에 가야 한다.

● A D V I C E
'나이 탓'으로만 생각하지 말고, 병원에서 진찰을 받아보도록 하자.

걸을 때 한쪽 장딴지에 통증을 느낀다 _폐색성 동맥경화증

증상 • 자세와는 관계없이 걸으면 다리가 저리거나 아프다.
원인 • 동맥경화 때문에 다리로 향하는 혈관이 좁아졌다.
주의사항 • '나이 탓'으로 생각하기 쉽다.
진료과 • 순환기내과, 혈관외과.

68세의 남성으로 고혈압과 당뇨병을 앓고 있다. 3개월 정도 전부터 보행 중에 왼쪽 장딴지에 통증을 느끼기 시작했다. 잠시 쉬면 통증은 사라지지만, 다시 걸으면 통증이 또다시 시작된다.

환자 석 달쯤 전부터 걸으면 왼쪽 장딴지가 아픕니다.
의사 오른쪽은 괜찮으신가요?
환자 네. 왼쪽만 아픕니다.
의사 통증이 오래 계속되나요?
환자 아니요. 5분 정도 앉아서 쉬면 사라집니다. 하지만 조금 걸으면 다시 아파와서….
의사 일어서서 몸을 뒤로 젖힐 수는 있으세요?
환자 네. 그건 아무 문제없이 할 수 있습니다.

동맥경화가 원인인 다리의 저림이나 통증

'걷다 보면 다리가 저리거나 아프지만 조금 쉬면 괜찮아진다.' 이러한 증상이 나타나는 병으로 '척추관협착증'(147쪽 참조)과 함께 중요한 병이 '폐색성 동맥경화증'이다. 폐색성 동맥경화증은 동맥경화로 인해 다리로 향하는 혈관이 좁아져서 일어난다. 안정을 취하고 있을 때는 증상이 나타나지 않지만, 걷거나 운동을 해서 다리에 혈액이 많이 필요하게 되면 저림이나 통증을 느낀다(아래 그림 참조).

동맥경화로 인해 생기는 병이기 때문에 고혈압이나 당뇨병이 있는 사람, 혈중 콜레스테롤 수치가 높은 사람, 흡연자는 특히 주의해야 한다.

| 폐색성 동맥경화증 |

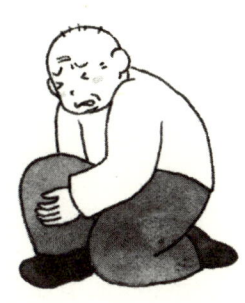

동맥경화로 인해 다리로 향하는 혈관이 좁아져 걷거나 운동을 할 때 다리(장딴지)가 저리거나 아파온다.

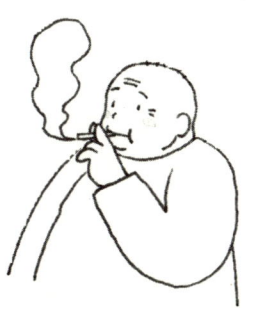

위험인자
고혈압 / 당뇨병 /
고(高)콜레스테롤 / 흡연

자세와는 관계없이 저리거나 아프다

이 병은 척추관협착증과 증상이 비슷하지만, '자세와는 상관없이 증상이 나타난다'는 점에서 크게 다르다. 폐색성 동맥경화증은 자세와는 아무런 관련이 없다. 걷거나 자전거를 타서 다리 근육을 사용하면 다리에 흐르는 혈액이 부족해져 저리거나 아파온다.

폐색성 동맥경화증이 의심되면 '순환기내과'나 '혈관외과'로

폐색성 동맥경화증에 걸리면 보행 중에 왼쪽이나 오른쪽 장딴지가 저리거나 아플 때가 많다. 이럴 때는 '나이 탓'으로 생각하지 말고 빨리 병원을 찾아가도록 하자. 이 병이 의심될 때 찾아가야 할 곳은 순환기내과와 혈관외과다.

필자는 예전에 50m도 걷지 못하게 된 환자에게 폐색성 동맥경화증일 가능성이 있다고 조언해준 적이 있다. 1년 후에 우연히 만났을 때 "선생님 덕분에 이제는 얼마든지 걸을 수 있게 되었습니다."라는 감사 인사를 받았다.

● A D V I C E
방치해두면 혈관이 더욱 좁아진다. 빨리 치료를 받도록 하자.

자 각 증 상

10

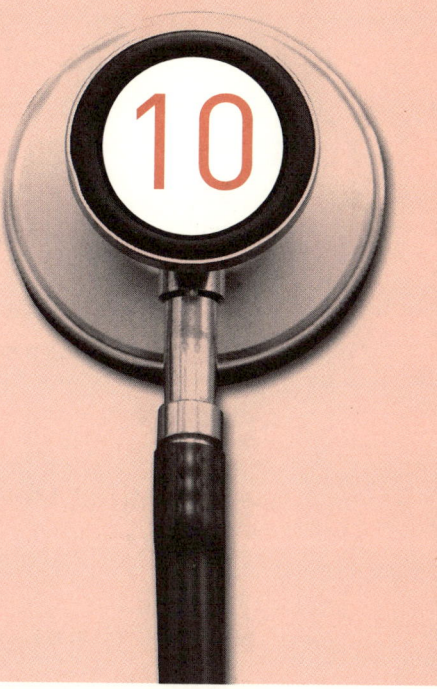

배가 아프다

위·십이지장 궤양 | 배가 고프면 아프지만 무엇인가 먹으면 나아진다
위암 | 위장약을 먹어도 계속 위가 아프고, 점점 체중이 준다
급성 충수염 | 오른쪽 하복부에 격렬한 통증이 있고 구역질, 발열 증상이 있다
상장간막동맥 증후군 | 식후에 구역질과 복통이 나지만 엎드리면 편안해진다
과민성장증후군 | 스트레스를 받으면 자주 설사를 한다
상장간막동맥 폐색증 | 배 전체에 격렬한 통증이 있다
간주위염 | 오른쪽 상복부와 하복부에 통증이 있고, 열이 난다
요관결석 | 바닥을 뒹굴 정도로 심한 복통이 갑자기 시작된다
궤양성 대장염 | 복통과 피가 섞인 설사, 미열이 계속된다
나팔관임신 | 임신 징후가 있으며, 복부 통증과 비정상적인 하혈이 계속된다

배가 고프면 아프지만 무엇인가 먹으면 나아진다 _위·십이지장 궤양

증상	• 배고플 때나 식사 뒤에 위 부위가 아프다.
원인	• 위에 헬리코박터 파일로리균이 있으면 궤양이 생기기 쉽다. • 진통제 등의 약이 원인일 때도 있다.
주의사항	• 헬리코박터 파일로리균 검사를 받아볼 것.
진료과	• 소화기내과, 내과, 가정의학과.

24세의 남성으로 1개월 전부터 공복일 때 복통을 느끼기 시작했다. 식사를 하면 통증이 사라지지만, 최근 통증이 악화되어 병원에 왔다.

환자 한 달쯤 전부터 배가 아파요.
의사 어떻게 아픈가요?
환자 배가 고프면 쿡쿡 찌르듯이 아픈데, 처음에는 밥을 먹으면 괜찮아졌어요. 그런데 요즘에는 밥을 먹어도 아픈 게 나아지지 않아서 약국에서 파는 위장약을 자주 먹고 있어요.
의사 그 약이 효과가 있었나요?
환자 그런대로 효과가 있었어요.
의사 위장약 이외에 자주 복용하는 약이 있나요?
환자 아니요, 없어요.

방심할 수 없는 '위가 아프다'는 호소

의사들이 환자들로부터 자주 듣는 호소 중 하나가 "위가 아프다."라는 것이다. 실제로 위장병은 드문 병이 아니다. 그런데 위가 아프다는 환자에게 어디가 아픈지 손으로 가리켜보라고 하면 어떤 사람은 명치를 가리키고, 어떤 사람은 옆구리나 하복부를 가리키는 등 제각각이다. 이런 이유로 의사는 '위가 아프다=배가 아프다'의 의미로 파악하지 않으면 큰 실수를 저지를 가능성이 있다. 이 책에서 다루는 병만 보더라도 '심근경색'(68쪽), '급성 충수염'(160쪽), '나팔관임신'(183쪽)과 같이 위가 아닌 곳에서 병이 생겼음에도 불구하고 사람들이 "위가 아프다."라고 호소하는, 생명과 직결된 병이 여러 가지 있다.

위 부근이 아픈데 위장약이 효과가 있을 때

이제 '위·십이지장 궤양'에 관한 이야기로 넘어가자. 위나 십이지장의 궤양은 '점막에 상처가 생긴 상태'라고 볼 수 있다. 먹은 음식을 소화하기 위해 나온 위산이 그 상처를 공격하기 때문에 통증이 나타나는 것이다.

이 증상의 특징으로는 다음 두 가지를 들 수 있다.

- 음식을 먹는 것과 관계가 있다.
- 위산을 억제하는 약이 효과가 있다.

'뭔가를 먹으면 아프다'든가 '배가 고프면 아프다'와 같이 식사가 통증이 시작되는 시점과 관계가 있을 때가 많다. 특히 가벼운 십이지장 궤양일 때는 '공복 시에는 아프지만 밥을 먹으면 거짓말처럼 통증이 사라지는' 특징이 있다. 위산이 십이지장의 점막에 있는 상처를 공격하지만, 식사를 하면 췌장에서 알칼리성 소화액이 나와 산을 중화시켜주기 때문이다. 중학교 시절에 했던, 산과 알칼리의 중화 실험을 떠올리기 바란다.

위·십이지장 궤양이 의심되면 '소화기내과'로

일반적으로 위나 십이지장의 궤양은 반복적으로 나타나는 병이다. 이때 반드시 검사해야 할 것은, '위 속이 헬리코박터 파일로리균에 감염되지는 않았는가?'이다. '헬리코박터 파일로리균'이라는 세균이 위의 점막에 살고 있으면 궤양을 일으키기 쉽다는 사실이 밝혀졌기 때문이다. 간단한 검사를 통해 헬리코박터 파일로리균에 감염되었는지를 확인할 수 있으며, 1주일 정도 약을 먹으면 대개는 헬리코박터 파일로리균을 없앨 수 있다.

'이따금 배가 아프지만 위장약을 먹으면 낫는' 사람은 소화기내과나 내과, 가정의학과를 찾아가 진찰을 받기 바란다.

● A D V I C E
반복되는 병이므로 시판용 약을 먹으면서 참지 말고 병원을 찾아가보자.

위장약을 먹어도
계속 위가 아프고,
점점 체중이 준다 _위암

증상	• 위의 상태가 좋지 않다(위가 아프다). • 몸무게가 줄어든다.
주의사항	• 위산을 억제하는 약을 먹어도 통증이 사라지지 않는다. • 특별한 자각증상이 없어도 1년에 한 번은 위내시경 검사를 받도록 하자.
진료과	• 소화기내과.

45세의 남성으로 1년 전부터 식후에 복통을 앓고 있다. 위궤양이라고 생각해 시판되는 위장약을 계속 먹어왔지만, 상태가 나아지지 않자 걱정이 되어 내과를 찾았다.

환자 1년쯤 전부터 위의 상태가 나빠졌습니다. 위궤양인 것 같아서 약국에서 파는 위장약을 먹고 있습니다만….

의사 최근에 위내시경 검사나 위장조영 검사를 받아보셨나요?

환자 아니요. 이 통증 때문에 병원을 찾은 건 이번이 처음입니다.

의사 통증은 식후에 느껴지시나요?

환자 네. 처음에는 식후에만 아팠는데, 요즘은 계속 상태가 좋지 않아요.

의사 몸무게의 변화는 없으신가요?

환자 최근 1년 사이에 10kg 정도 빠졌습니다.

증상을 통해 진단하기가 어려운 '위암'

'위암'은 동양인들에게 자주 발견되는 병으로, 검사법이나 치료법이 매우 발달되어 있다. 그러나 현재까지도 많은 이들의 목숨을 앗아가고 있는 병 가운데 하나인 것은 변함이 없다.

위암에 걸려도 초기에는 자각증상이 없는 경우가 많아서 아무런 증상이 없을 때 건강진단을 받다가 위내시경 검사 등을 통해 발견될 때도 있다. 병이 진행되면 점점 위 주변(상복부)에 이상을 느끼기 시작하는데, 이러한 증상만 가지고 위암인지 아닌지를 판단할 수 없다. 위염이나 위궤양과 구별하기가 매우 어렵기 때문이다.

| 위암을 의심해볼 수 있는 두 가지 포인트 |

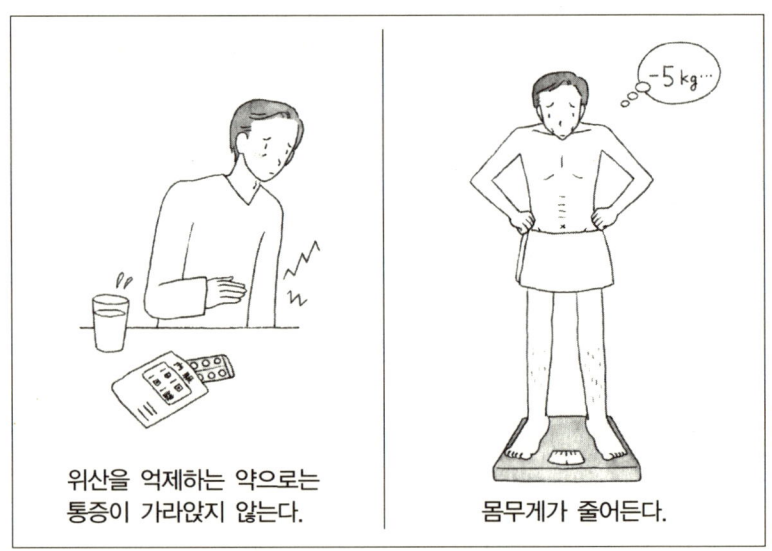

위산을 억제하는 약으로는 통증이 가라앉지 않는다.

몸무게가 줄어든다.

이러한 점을 염두에 두고서, '위암이 걸렸을지도 모른다'고 의심해볼 수 있는 포인트를 굳이 제시하자면 다음 두 가지를 들 수 있다.

- 위산을 억제하는 약으로는 통증이 가라앉지 않는다.
- 몸무게가 줄어든다.

1년에 한 번은 '위내시경 검사'를!

　시판용 위장약을 먹어도 배가 아픈 증상이 나아지지 않거나 병원에서 위산을 억제하는 약을 처방받아 먹었는데도 증상이 계속된다면 반드시 소화기내과를 찾아가 정밀 검사를 받아보자. 몸무게가 줄어들 때는 말할 것도 없다. 특별한 자각증상이 없더라도 1년에 한 번은 위내시경 검사를 받아보는 것이 바람직하다.

● A D V I C E
위내시경이라고 하면 '매우 고통스럽다'는 이미지가 있지만, 수면내시경이나 코내시경 등 고통이 거의 없는 검사도 이미 실용화되었다.

오른쪽 하복부에 격렬한 통증이 있고 구역질, 발열 증상이 있다 _급성 충수염

증상	• 오른쪽 하복부 부근의 격렬한 통증, 구역질, 발열. • 위 부위가 아플 때도 있다.
원인	• 원인을 알 수 없을 때가 많다.
주의사항	• 증상이 다양해서 그냥 내버려두기 쉽다. • 충수가 파열되면 복막염을 일으켜 생명을 잃을 수도 있다.
진료과	• 내과, 일반외과(중대한 병일 가능성도 있으므로 가능하면 종합병원으로).

33세의 남성으로 1주일 정도 전부터 위 부위가 아프기 시작했다. 그냥 놔두면 통증이 사라질 것이라고 생각했지만, 점점 오른쪽 하복부가 심하게 아파오자 병원을 찾았다.

환자 1주일 정도 전부터 배가 아픕니다.
의사 어느 부위가 아프시죠?
환자 오른쪽 하복부요. 처음에는 위 부근이 아팠는데….
의사 아픈 부위가 이동했다는 말씀이군요.
환자 네.
의사 통증 이외에 뭔가 이상 증상을 느끼지는 않으셨나요?
환자 토할 것같이 속이 불편합니다.
의사 열은 없으신가요?
환자 오늘 아침에 재봤더니 38.5℃였습니다.

왜 충수에서 떨어져 있는 위가 아픈 걸까?

"급성 충수염일 때 위가 아파온다."라는 이야기를 들어본 적은 없는가? 충수는 배의 오른쪽 아래에 있어 위와는 위치가 다른데 무슨 소리냐고 할지도 모르지만, 사실 이는 흔히 있는 일이다. 정확히 위가 아픈 것이 아니라 위 주변에 통증을 느끼는 것이지만, 위의 통증이라고 생각해 위장약을 먹으며 참았더니 사실은 '급성 충수염'이었다는 사례가 드물지 않다. 최악의 경우에는 부어오른 충수가 파열되어 복막염이 되는 수도 있다.

복통을 내버려두면 생명을 위협할 수도 있는 '급성 충수염'

일반 사람들은 급성 충수염을 흔히 '맹장염'으로 알고 있지만, 그것은 정확한 질환 명칭이 아니다. 급성 충수염은 증상이 매우 다양하기 때문에 흔한 병임에도 불구하고 진단하기가 어렵기로 유명하다. 급성 충수염으로 위 주위가 아플 경우, 그 증상의 특징은 다음 세 가지다.

- 먹거나 마시는 것과 관계없이 아프다.
- 이유를 알 수 없이 쿡쿡 찌르는 통증이 계속된다.
- 위장약이 효과가 없다.

또 구역질을 느낄 때도 종종 있다. 열이 나는 경우도 있는데,

감기라고 생각해 방치하기도 한다. 통증을 참고 내버려두면 부어오른 충수가 파열되면서 배 속에 세균이 퍼져 복막염을 일으키며 강렬한 복통을 유발한다. 그러면 생명을 잃을 수도 있다.

| 급성 충수염일 때 느끼는 통증의 특징 |

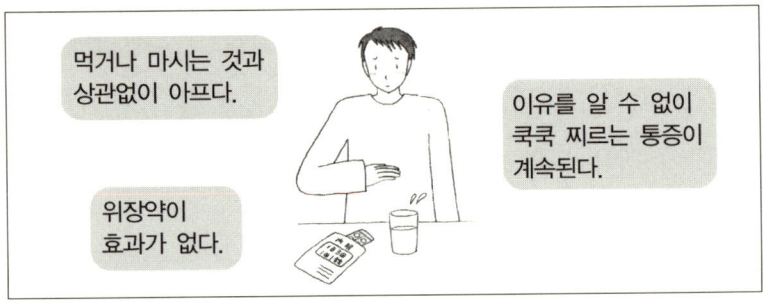

위 부근의 쿡쿡 찌르는 통증이 계속될 때는 '일반외과'로

복막염이 되기 전에 치료해야 하는 병이므로, '위 주위가 쿡쿡 찌르듯이 아픈데 위장약은 효과가 없고 꾹 참아도 통증이 가라앉지 않는' 상태일 때는 반드시 일반외과에서 진찰을 받아야 한다. 다만 '위 주변이 쿡쿡 찌르듯이 아플' 때는 '심근경색' (68쪽 참조) 등 생명을 위협하는 병일 수도 있으므로 만일의 경우를 생각해 순환기내과가 있는 종합병원을 찾아가는 편이 좋다.

● A D V I C E
위장약이 듣지 않는 위 주변의 통증은 중대한 병일 가능성이 있다.

식후에 구역질과 복통이 나지만 엎드리면 편안해진다 _상장간막동맥 증후군

증상	• 식사를 한 뒤에 구역질이나 복통을 느끼기 시작한다.
원인	• 내장지방이 지나치게 줄어드는 바람에 십이지장이 혈관과 혈관 사이에 눌려 음식이 지나가기 힘들어져서 발생한다.
주의사항	• 절대로 억지로 먹으려고 해서는 안 된다.
진료과	• 소화기내과.

마른 체형의 21세의 여성으로, 1년 전에 다이어트로 5kg을 감량했다. 그 뒤부터 식후에 구역질과 복통에 시달리고 있다.

환자 1년쯤 전부터 뭘 먹고 나면 구역질이 나고, 심할 때는 배가 아프기도 해요.

의사 여기 오기 전에 다른 병원에서 상담을 받아본 적이 있나요?

환자 네. 석 달쯤 전에 위내시경 검사를 받았는데, 이상이 없다고 했어요.

의사 배가 아플 때 '이렇게 하면 통증이 가벼워진다' 하는 자세가 있나요?

환자 엎드리면 편해져서 항상 그렇게 하고 있어요.

의사 구역질과 복통 증상이 생기기 전에 다이어트를 하지는 않았나요?

환자 다이어트를 해서 5kg 정도 감량했어요.

마른 체형의 젊은 여성에게 자주 나타난다

예전에는 배가 아픈 적이 거의 없다가 다이어트 등으로 체중이 줄자마자 식사 뒤에 구역질이나 복통 증상이 시작될 때가 있다. 이런 경우는 '상장간막동맥 증후군'일 때가 많다. 지금까지 한 번도 들어본 적이 없는 병명일 수도 있겠지만, 결코 보기 드문 병이 아니다. 마르고 젊은 여성에게 흔히 발견되는 병이다.

'살이 빠진다→먹으면 복통이 온다→먹지 못한다'의 악순환

이 병은 내장지방이 적기 때문에 일어난다. 이른바 '메타볼릭 증후군'과는 정반대의 상태. 내장지방이 지나치게 적은 탓에 십이지장이 혈관과 혈관 사이에 눌려 음식이 지나가기 힘들어진 것이다.

| 상장간막동맥 증후군의 원인 |

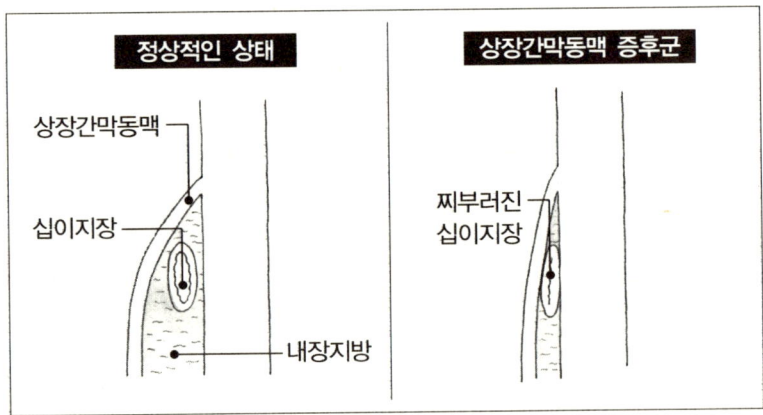

그렇기 때문에 이 병은, '위에 음식이 들어가지 않으면 아무 일이 없다.'라는 특징이 있다. 음식이 위 속에 쌓였을 때는 위 다음에 있는 십이지장의 흐름이 나빠지기 때문에 다음과 같은 증상이 나타난다.

- 식후에 구역질이나 복통이 생긴다.
- 위 부근(상복부)이 튀어나오는 듯한 느낌이 든다.

그리고 이 병에는 또 한 가지, 엎드려 있으면 편안해진다는 큰 특징이 있다.

상장간막동맥에 장이 매달려 있기 때문에 엎드려 있으면 장이 아래로 처지면서 혈관과 혈관 사이의 공간이 조금 넓어져 십이지장의 흐름이 좋아지는 것이다(아래 그림 참조).

| 엎드리면 증상이 나아지는 이유 |

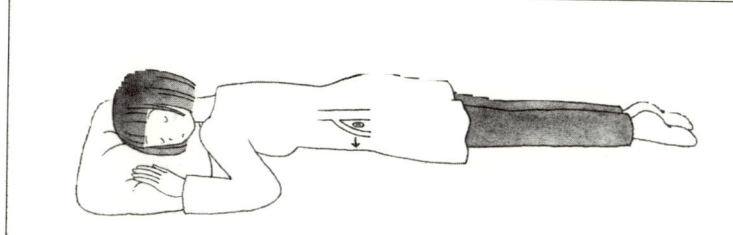

엎드려 있으면 장의 무게 때문에 상장간막동맥이 아래로 처지면서 십이지장에 대한 압박이 줄어들어 십이지장의 흐름이 좋아진다.

이 상장간막동맥 증후군은 아래의 그림과 같은 악순환을 일으킬 때가 종종 있다.

이와 같은 경우에는 결코 억지로 음식을 먹으려고 하지 말기 바란다. 꼭 먹겠다면 부드러운 음식을 조금씩 여러 번에 걸쳐 나눠 먹는 것이 좋다. 특히 '신경성 식욕부진증'(188쪽 참조) 환자는 극단적인 체중 감소 때문에 이 상장간막동맥 증후군에 걸릴 가능성이 높다. 조급해하지 말고, 먹을 수 있게 되기를 느긋하게 기다리자.

| 상장간막동맥 증후군의 악순환 |

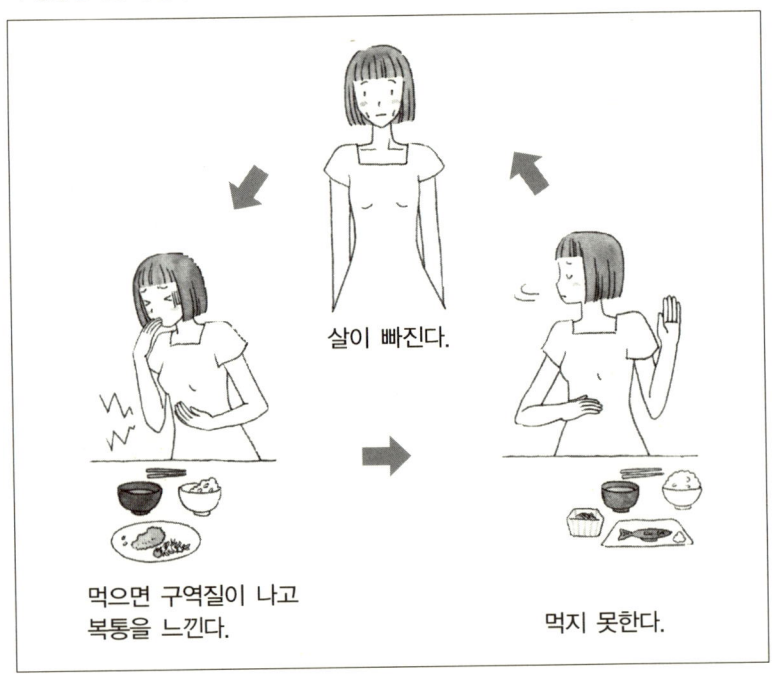

식후에 구역질이나 복통을 느낀다면 '소화기내과'로

상장간막동맥 증후군을 치료하기 위해서는 살을 찌워서 내장지방을 늘리면 되는데, 음식을 먹으면 기분이 나빠지거나 배가 아파오기 때문에 살을 찌우는 것이 그렇게 쉽지만은 않다. 먼저 소화기내과를 찾아 상담을 받기 바란다.

신경성 식욕부진증인 사람은 신경정신과에서 치료를 받는 동시에 소화기내과에도 한 번쯤 가보도록 하자.

● A D V I C E
상장간막동맥 증후군은 '살이 찌면 낫는' 희한한 병이다.

스트레스를 받으면
자주 설사를 한다 _과민성장증후군

증상	• 스트레스를 받으면 속이 안 좋아진다.
원인	• 스트레스에 따른 장 기능의 이상.
주의사항	• 과민성장증후군이라고 생각되더라도 병원에 가서 장에 이상이 없는지 검사를 받도록 하자. 자가진단은 위험하다.
진료과	• 먼저 소화기내과를 찾아간다. 과민성장증후군이라는 진단을 받으면 신경정신과에 간다.

25세의 남성으로 중학교 시절부터 설사를 할 때가 많았는데, 최근 들어 설사를 하는 일이 부쩍 잦아졌다.

환자 중학생 때부터 자주 설사를 하는 편이라고는 생각했는데, 요즘 들어서 설사 증세가 더 심해졌어요.
의사 설사를 할 때 열이 나거나 피가 섞인 변이 나오지는 않나요?
환자 그런 적은 없어요.
의사 설사와 스트레스가 어떤 관계가 있는 것 같나요?
환자 있는 것 같아요. 지금 다니는 직장으로 옮긴 후로 설사가 심해졌어요.
의사 그렇다면 쉬는 날에는 설사를 안 하나요?
환자 휴일에는 거의 설사를 안 해요.

스트레스로 장의 기능에 이상이 발생하는 '과민성장증후군'

주위에 보면 회사에서 중요한 회의를 앞두고 있거나 심한 스트레스를 받을 때면 꼭 설사를 하는 사람이 있지는 않은가? 그런 사람은 '과민성장증후군'일 가능성이 높다. 과민성장증후군은 스트레스 때문에 장의 기능에 이상이 생겨서 발생한다고 알려져 있다.

과민성장증후군의 증상은 설사만이 아니다. 변비에 걸리는 유형, 설사와 변비를 번갈아 반복하는 유형 등 다양한데, 스트레스를 받으면 속이 안 좋아진다는 것을 본인 스스로 알고 있을 때가 많다. 현대인에게 매우 흔한 병으로, 심한 경우 '출근길에 전철에서 배가 아파오면 어떡하지?' 하는 걱정 때문에 직장에 가지 못하는 사례도 있다. 그만큼 우리가 스트레스가 많은 사회에서 살고 있다는 뜻인지도 모른다.

과민성장증후군의 특징은 다음과 같다.

- 아무리 속이 안 좋아도, 화장실에 가면 일단 개운해진다.
- 열이 나거나 변에 피가 섞여 나오는 일은 없다.

그러나 과민성장증후군이라고 생각되어도 꼭 주의해야 할 점이 있다. 그것은 '정말 장에는 이상이 없는지 한 번은 병원에 가서 진찰을 받아보는 것'이다. 다른 병일 가능성도 있으므로 자가진단은 위험하다.

먼저 '소화기내과'에 갔다가 '신경정신과'로

속이 좋지 않을 때는 먼저 소화기내과를 찾아가 진찰을 받아보자. 과민성장증후군이라는 결과가 나오면, 스트레스에서 오는 신체 증상을 치료하는 신경정신과에 가는 것이 최선이다. 이 병으로 오랫동안 고생해서 수많은 병원을 다녀봐도 상태가 나아지지 않다가, 결국 신경정신과에서 치료받고 효과를 봤다는 사례가 많다.

● A D V I C E
스트레스를 받을 땐 적절하게 발산해서 풀어주는 것이 중요하다. 그래도 소용이 없다면 신경정신과를 찾아가자!

배 전체에 격렬한
통증이 있다 _상장간막동맥 폐색증

증상	• 배 전체에 격렬한 통증이 있다.
원인	• 장으로 혈액을 보내는 혈관이 막힌 결과, 장에 혈액이 공급되지 못해서 발생한다.
주의사항	• 동맥경화가 진행되고 있는 사람, '심방세동'이라는 부정맥이 있는 사람에게 잘 생긴다.
진료과	• 즉시 구급차를 부른다!

65세의 남성으로 고혈압 약을 먹고 있다. 아침에 양치질을 하다가 갑자기 격렬한 복통이 시작되었다. 조금 참아보다가 도저히 견딜 수가 없어 구급차를 불러 병원에 왔다.

환자 아침에 양치질을 하는데 갑자기 배가 아파서요.
의사 어느 부위가 아프시지요?
환자 처음에는 배꼽 근처였는데, 지금은 배 전체가 아픕니다.
의사 통증의 강도는 처음하고 차이가 없습니까?
환자 아니요. 점점 더 아파요. 20분 정도는 참아봤는데, 도저히 못 견딜 정도가 돼서 구급차를 불렀습니다.
의사 혹시 부정맥은 없으신가요?
환자 건강검진에서 부정맥이라는 진단을 받은 적이 있습니다.

장으로 혈액을 보내는 혈관이 막혀서 생기는 병

'상장간막동맥'이란 장으로 혈액을 보내는 혈관이다. 이 혈관이 막혀 장에 혈액이 공급되지 않는 상태를 '상장간막동맥 폐색증'이라고 한다. 혈액이 장에 공급되지 않기 때문에 장 세포가 죽어간다. 물론 생명이 위험할 수도 있는 병이다. '상장간막동맥 증후군'(163쪽 참조)과 이름은 비슷하지만 다른 병이니 주의하기 바란다.

'뇌경색'(236쪽 참조)이 뇌로 향하는 혈관이 막힌 상태임을 떠올려보자. 상장간막동맥 폐색증도 혈관이 막히는 원리는 뇌경색과 마찬가지여서 다음과 같은 사람들에게 잘 일어난다.

- 동맥경화가 진행되고 있는 사람.
- '심방세동'이라는 부정맥이 있는 사람.

| 상장간막동맥 폐색증의 위험이 높은 사람 |

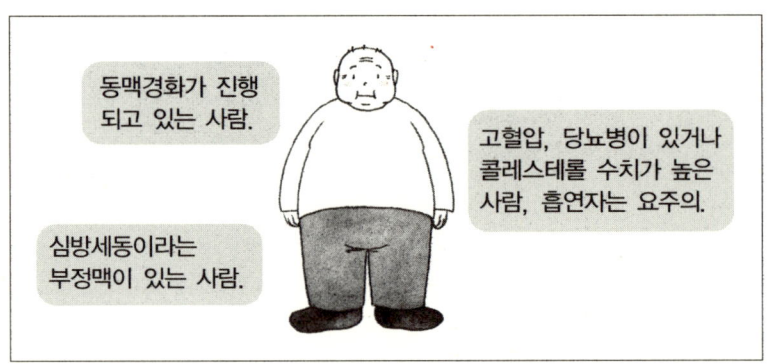

이 병은 고령화가 진행될수록 점점 더 중요성이 높아질 것이다. 고혈압이나 당뇨병이 있는 사람, 콜레스테롤 수치가 높은 사람, 흡연자 등은 특별히 주의를 기울여야 한다(왼쪽 그림 참조). 심방세동에 대해서는 이 책의 260쪽을 읽어보기 바란다.

생명을 잃을 수도 있는 병! 즉시 구급차를 부르자

심방세동이 있는 사람, 고혈압이나 당뇨병이 있는 사람, 콜레스테롤 수치가 높은 사람, 흡연자 등 혈관이 막힐 위험성이 높은 사람이 '갑작스러운 복통'을 일으켜 지속될 때는 상장간막동맥 폐색증일 가능성을 생각해야만 한다. 빨리 대응하지 않으면 목숨을 잃을 수 있으므로, 즉시 구급차를 부르도록 하자.

| 구급차를 부를 때 상태를 설명하는 예 |

알려야 할 포인트는 '격렬한 복통+동맥경화나 부정맥이 있는지의 여부'다.

가족이 부를 경우	① "할아버지가 10분 정도 전부터 배가 아프다면서 괴로워하고 계세요." ② "당뇨병하고 고혈압 때문에 병원에 다니고 계시거든요…."
본인이 부를 경우	① "10분 정도 전부터 갑자기 배가 아파서요." ② "참아보려고 했는데, 통증이 점점 더 심해집니다. 그런데 저는 당뇨병이 있어요."

● A D V I C E
심방세동과 동맥경화는 갑자기 목숨을 잃을 수도 있는 병이다.

오른쪽 상복부와 하복부에 통증이 있고, 열이 난다 _간주위염

증상	• 생리량이 늘거나 하복부에 가벼운 통증을 느낀다. • 오른쪽 상복부가 아프고 열이 난다.
원인	• 성기에 클라미디아균이 감염되어 일어난다.
주의사항	• 클라미디아균은 불임증이나 나팔관임신의 원인이 될 수도 있다. • 섹스 파트너도 치료가 필요하다.
진료과	• 산부인과(남성은 비뇨기과).

28세의 여성으로 전날부터 몸이 피곤했는데, 아침에 일어나면서부터 상태가 더 좋지 않았다. 배 오른쪽에 통증이 느껴지고, 열도 38℃로 올라서 내과를 찾았다.

환자 아침부터 배가 아파요.
의사 어느 부위가 아픈가요?
환자 여기요(오른쪽 상복부에 손을 댄다).
의사 아침에 뭘 드셨나요?
환자 아무것도 안 먹었어요.
의사 체온은 재보셨나요?
환자 네. 아침에 일어났을 때 38℃였어요.
의사 최근에 아랫배가 아프거나 생리량이 늘지는 않았나요?
환자 그러고 보니 가끔씩 아랫배가 아파요.

상복부가 아픈 성감염증 '간주위염'

성감염증(이른바 성병)이라고 하면 소변을 볼 때 아프다든가 여성의 경우 생리가 증가하는 등 생식기의 이상을 떠올릴지 모른다. 그러나 '클라미디아'라는 균에 감염되었을 때는 여성의 오른쪽 상복부가 아플 수 있다(아래 그림 참조).

환자 자신은 상복부의 통증이 성병 때문이라고는 꿈에도 생각지 못할 것이다. 그래서 산부인과가 아니라 내과를 찾아갈 때가 많다.

젊은층을 중심으로 한 클라미디아균의 유행은 커다란 사회 문제다. 많은 사람들이 특별한 증상 없이 지나가기 때문에 실제로는 얼마나 많은 사람이 감염되어 있는지 알 수 없다. 클라미디아균은 '불임증'이나 '나팔관임신'(183쪽 참조)의 원인이 될 때

| 클라미디아균 감염 |

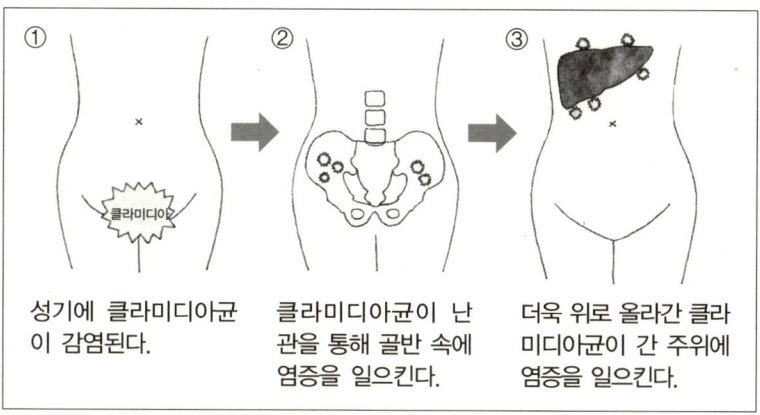

도 있기 때문에 성에 대한 올바른 지식을 갖는 것이 중요하다.

클라미디아균의 감염에 따른 '간주위염'은 다음 두 가지의 특징적인 증상이 있다.

- 생리량의 증가 또는 하복부에 가벼운 통증을 느낀다.
- 오른쪽 상복부도 아파오며 열이 난다.

즉, 골반 속과 간 주위에 염증이 생기고 있는 것이다.

자신뿐만 아니라 파트너도 치료를!

이럴 때는 내과가 아니라 산부인과를 찾아가야 한다. 가능하다면 간주위염을 일으키기 전에 찾아가 진찰을 받도록 하자. 세균을 죽이는 항생제로 치료하지 않으면 낫지 않으므로, 가능한 한 빨리 병원에 가자.

섹스 파트너도 반드시 동시에 치료를 해야 한다. 상대방 남성은 비뇨기과에서 치료를 받게 하기 바란다.

● A D V I C E
여성의 복통은 부인과 계열의 질병일 가능성이 있다는 점을 잊지 말자.

바닥을 뒹굴 정도로 심한 복통이 갑자기 시작된다 _요관결석

증상	• 오른쪽이나 왼쪽 배에서 허리에 걸친 부분에 갑작스러운 격통이 찾아온다.
원인	• 신장에 생긴 돌이 요관을 막아서 발생한다.
주의사항	• 통증이 나타나는 장소는 돌에 막힌 부위가 어디냐에 따라 다르다.
진료과	• 통증이 심하기 때문에 일단 응급실로!

45세의 남성으로 갑작스러운 복통 때문에 새벽에 잠에서 깼다. 통증이 점점 심해져서 구급차에 실려 병원에 왔다.

환자 배가 너무 아픕니다.
의사 어느 부위가 아프신가요?
환자 처음에는 왼쪽 아랫배였는데, 점점 아픈 부위가 넓어져서….
의사 언제부터 아프기 시작하셨죠?
환자 잠을 자다가 배가 아파서 새벽 4시쯤에 눈을 떴습니다. 처음에는 그렇게 아프지 않았는데, 점점 더 아프더라고요. 1시간도 안 돼서 바닥을 구를 정도로 통증이 심해졌어요.
의사 이와 비슷한 통증을 경험해보신 적이 있나요?
환자 아니요. 난생 처음 겪어보는 거예요.

신장에서 생긴 돌이 요관을 막아 통증을 일으킨다

건강검진을 할 때 복부초음파 검사를 해보면, 신장에 작은 돌이 있는 경우가 많아서 놀라게 된다. 신장에 돌이 생기는 이유는 여러 가지가 있는데, 대부분의 사람들은 증상을 전혀 느끼지 못하기 때문에 자신의 신장에 돌이 있다는 사실을 알지 못한다. 그러나 개중에는 신장의 돌이 소변이 지나가는 통로인 요관(尿管)으로 이동해 요관을 막으면서 격렬한 통증을 경험해본 사람도 있을 것이다. 이때는 요관이 지나가는 허리에서 측복부, 하복부에 걸쳐 심한 통증을 느끼게 된다. 통증이 찾아오는 장소는 돌이 어디를 막느냐에 따라 달라진다.

요관결석에 따른 통증의 특징은 다음 세 가지다.

- 어느 날 갑자기 나타난다.
- 오른쪽이나 왼쪽 배에서 허리에 걸쳐 어딘가가 아프다.
- 격통이 시작된다.

또 막힌 돌이 요관을 손상시켜서 소변에 피가 섞여 나오는 경우도 종종 있다.

그리고 요관결석에는 '막힌 돌이 소변과 함께 나오면 거짓말같이 통증이 사라진다'는 특징이 있다.

요관결석으로 격통이 찾아오면 '응급실'로 가거나 구급차를!

요관이 결석으로 막혔을 때는 소변과 함께 나올 수 있도록 수분을 충분히 섭취한다. 그러나 바닥을 뒹굴 정도의 격통이 찾아오는 병이므로 빨리 응급실을 찾아가 통증에 대한 조치를 받기 바란다. 만약 데려가줄 사람이 없다면 구급차를 부르도록 한다(아래의 표 참조).

또 건강진단에서 '신장에 돌이 있다.'라고 지적을 받은 사람이나 과거에 요관결석의 통증을 경험한 적이 있는 사람은 평소에 수분을 많이 섭취하는 습관을 들이자. 특히 땀을 많이 흘리게 되는 시기인 5월에서 9월에는 수분 공급에 신경을 쓰도록 하자.

| 구급차를 부를 때 상태를 설명하는 예 |
'격렬한 통증이 있는 부위'와 '소변의 색'을 알리자.

가족이 부를 경우	① "남편이 허리가 아프다는데 참기가 힘든가 봐요." ② "예전에 있었던 요관결석하고 같은 느낌이라고 해요."
본인이 부를 경우	① "새벽에 옆구리가 아파서 눈을 떴는데, 지금 너무 아파서 참기가 힘들어요." ② "화장실에 갔는데 소변에 피가 섞여서 빨갛게 나와요."

● A D V I C E
반복되는 일이 많은 병이므로 수분을 충분히 섭취해 예방하도록 하자.

복통과 피가 섞인 설사, 미열이 계속된다 _궤양성 대장염

증상	• 복통과 설사가 계속되고 몸이 노곤하다. • 변에 피가 섞여서 나온다.
원인	• 정확한 원인은 알 수 없다. • 완치되는 병이 아니기 때문에 증상이 심해지지 않도록 주의하면서 생활할 필요가 있다.
진료과	• 소화기내과.

20세의 남성으로 1개월 정도 전부터 복통에 시달리고 있다. 설사도 계속되고 있는데, 변에 피 같은 것이 섞여 나온다.

환자 한 달쯤 전부터 자주 배가 아파요.
의사 변은 잘 보시나요?
환자 계속 설사를 해요.
의사 설사가 그렇게 계속되었다면 몸무게도 줄었겠군요?
환자 네. 3kg 정도 빠졌어요.
의사 변에 피가 섞여 나오거나 하지는 않나요?
환자 네. 가끔 그래요.
의사 열은 나지 않나요?
환자 미열이 계속되고 몸이 너무 나른하고 피로해요.

복통과 설사가 계속된다면 '궤양성 대장염'일 가능성이 있다

'이유를 알 수 없이 복통과 설사가 계속되고 몸이 견딜 수 없이 피곤하다. 게다가 변에 피가 섞여 나와 깜짝 놀란다.' 이럴 때는 '궤양성 대장염'을 의심해봐야 한다.

궤양성 대장염의 원인은 아직 밝혀지지 않았지만, 대장에 궤양(점막의 상처)이 많이 생기는 병이다. 젊은 사람에게 많으며, 최근 급증하고 있으므로 기억해두기 바란다.

이 병의 최초 자각증상은 다음 두 가지가 특징이다.

- 복통과 설사가 계속된다.
- 화장실에 가도 개운하지가 않다.

이 외에도 혈변이 나올 때도 많으며 열이 날 수도 있다. 설사가 계속되기 때문에 피로감을 느끼고 몸무게가 주는 경우도 있다.

궤양성 대장염이 의심되면 '소화기내과'로

궤양성 대장염이 의심스러운 설사가 계속될 때는 소화기내과를 찾아가 진찰을 받아보자. 안타깝게도 궤양성 대장염을 완치시킬 수 있는 약은 없다. 증세가 나빠지지 않게 잘 관리하면서 생활해야 하는 병이다.

증상이 너무 심하면 일반외과에서 대장을 절제하는 수술을 받는 방법도 있다.

궤양성 대장염은 대장암으로 이어질 가능성이 있는 질환이다. 궤양성 대장염을 앓은 사람은 나중에 대장내시경 검사를 받아볼 필요가 있다.

● A D V I C E
원인을 알 수 없는 설사가 계속될 때는 반드시 소화기내과에서 진찰을 받아보자.

임신 징후가 있으며, 복부 통증과 비정상적인 하혈이 계속된다 _나팔관임신

증상	• 복부에 격렬한 통증이 있고, 생리 때도 아닌데 출혈이 계속된다.
원인	• 수정란이 자궁에 도달하지 못하고 나팔관에서 멈춰서 착상하여 발생한다.
주의사항	• 나팔관이 파열되면 대량으로 출혈을 일으키므로 긴급 수술을 하지 않으면 생명이 위험해진다.
진료과	• 즉시 구급차를 부른다.

20세의 여성으로 전날부터 아랫배 부분에 통증을 느꼈다. 하루가 지나자 통증이 더욱 심해져서 가족과 함께 응급실에 왔다.

환자 아랫배가 너무 아파요. 구역질도 나고….
의사 언제부터 아프기 시작했나요?
환자 어제부터 아프기 시작했는데, 이렇게 심해진 건 1시간쯤 됐어요.
의사 마지막 생리는 언제 했나요?
환자 어제부터 피가 나오기는 했는데….
의사 그 전 생리는요?
환자 두 달 정도 생리가 없었어요.
의사 일어설 때 어지럽거나 정신이 아득해지는 느낌이 들지는 않나요?
환자 맞아요. 일어서면 정신이 아득해져요.

생명의 위험이 있는 '나팔관임신'

정자와 난자가 만나 수정한 뒤, 그 수정란이 자궁에 도달하지 못하고 나팔관(난관)에서 멈추는 경우가 있다. 이것을 '나팔관임신'이라고 한다. 이른바 '자궁외임신'의 대부분이 이 나팔관임신이다.

장소는 잘못되었어도 임신을 한 것이므로 입덧과 같은 임신의 징후가 나타난다. 하지만 나팔관 속에서 태아가 계속 성장할 수는 없기 때문에 결과적으로 유산이 되거나 나팔관이 파열된다. 나팔관 속에서 유산이 된 경우엔 부정출혈(생리 기간이 아닌데도 불구하고 갑자기 하혈을 하는 것)이 있는 정도로 증상이 그친다. 하지만 나팔관이 파열되었을 때는 많은 양의 출혈이 일어나기 때문에 긴급히 수술을 받지 않으면 생명이 위태로워진다. 한시라도 빨리 병원에 가는 것이 중요하다.

나팔관임신 상태에서 나팔관 파열이 일어났을 때 나타나는 증상의 특징은 다음 세 가지다.

- 생리가 중단되는 등 임신의 징후가 있다.
- 복부에 심한 통증이 찾아온다.
- 비정상적인 하혈이 계속된다.

부정출혈뿐만 아니라 배 속에서도 대량으로 출혈이 일어나고 있기 때문에, 혈액 부족으로 인해 현기증이나 정신이 아득해지는 느낌이 들 때도 많다. 수혈이 필요한 경우도 적지 않다.

임신 가능성이 있을 때 복통, 부정출혈이 있으면 '구급차'를!

이와 같은 상태가 되면 망설이지 말고 구급차를 부르기 바란다. 또 나팔관임신이냐 아니냐는 둘째 치고, '이상하게 배가 아프고 부정출혈이 계속될' 경우에는 즉시 산부인과를 찾아가 진찰을 받도록 하자.

| 구급차를 부를 때 상태를 설명하는 예 |
'임신 가능성'을 반드시 알리도록 하자.

가족이 부를 경우	① "스무 살 된 딸인데, 어제부터 배가 아프다면서 누워 있어요. 그리고 5분 정도 전부터는 통증이 심해진 것 같고, 하혈도 많이 하고 있어요." ② "임신을 했는지는 잘 모르겠는데…."
본인이 부를 경우	① "10분 정도 전부터 참을 수 없을 만큼 배가 아파요." ② "하혈이 심해서 정신을 잃을 것만 같아요." ③ "최근에 생리가 없었는데, 임신을 했는지도 모르겠어요."

● A D V I C E
생리가 늦어지고 있는 경우의 복통은 매우 위험한 신호다.

자각증상

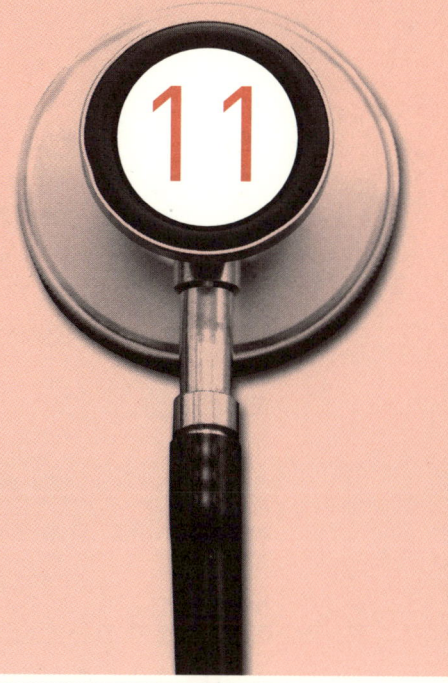

계속 말라간다

신경성 식욕부진증 | 활기는 있지만 심하게 야위어간다
갑상샘기능항진증 | 먹어도 살이 빠지며, 가슴이 두근거리고 손이 떨린다

활기는 있지만 심하게 야위어간다 _신경성 식욕부진증

증상	• 활기는 있지만 심하게 야위어간다.
원인	• 어떤 계기로 인해 극단적인 칼로리 제한과 구토, 설사약의 남용 등을 한다.
주의사항	• 본인은 병원에 가려고 하지 않으므로 주위 사람들이 신경을 써야 한다.
진료과	• 신경정신과.

17세의 여성으로, 2년 전부터 다이어트를 시작해서 현재도 계속 야위어가고 있다. 걱정이 된 어머니가 상담을 위해 병원을 찾았다.

어머니 딸이 고등학생인데, 너무 말라서 걱정이에요.
의 사 따님이 언제부터 마르기 시작했나요?
어머니 2년 정도 전부터요.
의 사 다이어트를 한 건가요?
어머니 네. 본인 스스로 식사량을 극단적으로 줄였어요. 게다가 아침에 조깅을 자주 해요.
의 사 말라가는 것 이외에 또 신경이 쓰이는 점이 있으신가요?
어머니 네. 1년 정도 생리가 끊겼던 모양이에요. 그리고 예전보다 감정의 기복이 심해졌고요.
의 사 학교 성적은 어떤가요?
어머니 크게 변화는 없었어요.

활기는 있지만 야위어간다면 '신경성 식욕부진증'

사춘기 소녀가 계속 야위어갈 때는 주위의 어른들이 신경을 써줘야 한다. '신경성 식욕부진증', 이른바 '거식증'일 가능성이 있기 때문이다. '더 마르고 싶다'는 마음이 너무나 강하기 때문에 아무리 육체가 비명을 질러도 본인이 스스로 병원에 가는 일은 거의 없다. 충분히 말라 보여도 본인은 만족하지 못하고 살을 빼려는 노력을 계속하게 된다.

신경성 식욕부진증의 특징으로 기억해야 할 것은 다음 세 가지다.

- 주위 사람들이 걱정할 만큼 바짝 말라간다.
- 본인은 그것을 기뻐한다.
- 활기차게 행동한다.

| 신경성 식욕부진증의 특징 |

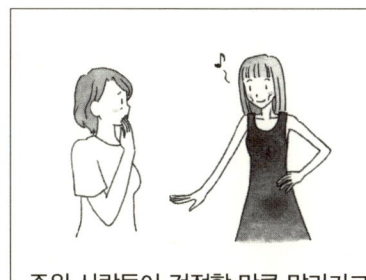

주위 사람들이 걱정할 만큼 말라가고 있지만 본인은 그것을 기뻐한다.

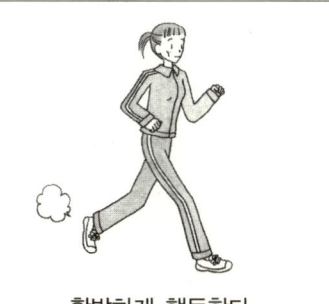

활발하게 행동한다.

신경성 식욕부진증을 앓는 사람은 마르기 위해 극단적으로 칼로리를 제한한다. 손가락을 집어넣어 목구멍을 자극해 먹은 것을 토해내거나 설사약을 남용하는 등 비정상적인 행동을 하는 경우도 종종 있다.

급격한 체중 감소로 인해 '상장간막동맥 증후군'(163쪽 참조)을 일으키면 먹고 싶어도 먹지 못하는 상황에 이르게 된다. 뿐만 아니라 신경성 식욕부진증은 부정맥을 일으켜 돌연사를 일으킬 수도 있는 위험한 병이다.

주위의 어른들이 빨리 눈치 채고 '신경정신과'로 데리고 가자

일단 본인은 병원에 가려고 하지 않으므로 가족이 데리고 가야 한다. 아니면 환자보다 가족이 먼저 상담을 해보는 것도 치료의 첫걸음이 될 수 있다.

이미 많은 사춘기 소녀들의 몸과 마음이 신경성 식욕부진증으로 인해 비명을 지르고 있다. 가족을 포함한 주위 사람들이 모두 힘을 모아 대처해야 하는 병이다. 시간은 걸릴지 모르지만 완치되기만 하면 평범한 일상생활로 돌아갈 수 있다. 이때 찾아가야 할 진료과는 신경정신과다.

● A D V I C E
주위 사람들은 걱정을 많이 하지만 정작 당사자는 태연하다.

먹어도 살이 빠지며, 가슴이 두근거리고 손이 떨린다 _갑상샘기능항진증

증상	• 식욕이 왕성해서 열심히 먹는데도 살이 빠진다. • 맥박이 빨라지고 땀을 많이 흘리며 손이 떨린다.
주의사항	• 흔히 여성이 걸리는 병이라는 인식이 강하지만, 남성 환자도 드물지 않다.
대처 방법	• 병원에 가기를 망설여서는 안 된다.
진료과	• 내분비내과.

24세의 여성으로 반년 전부터 열심히 먹는데도 점점 살이 빠졌다. 건강진단에서 갑상샘에 이상이 있다는 이야기를 듣고 병원에 왔다.

환자 건강진단에서 갑상샘에 문제가 있는 것 같다는 말을 듣고 왔어요.

의사 지금 뭔가 신경 쓰이는 증상이 있나요?

환자 반년쯤 전부터 가슴이 두근거리고 손이 떨려요.

의사 최근에 몸무게에 변동은 없었나요?

환자 반년 동안 5kg 정도 빠졌어요.

의사 식욕은 어떤가요?

환자 식욕은 이상 없어요. 그런데 먹어도, 먹어도 살이 빠지는 느낌이에요.

의사 짜증이 난다든가 마음이 안정되지 않는 느낌은 없나요?

환자 자주 짜증이 나고요, 부쩍 신경이 예민해진 것 같아요.

열심히 먹어도 살이 빠지는 '갑상샘기능항진증'

"이상하게 늘 배가 고프고, 엄청나게 많이 먹는데도 살이 빠진다." 다이어트 때문에 고심하는 사람은 부러워할 얘기인지도 모르지만 의사는 '뭔가 병이 있는 것은 아닐까?'라고 생각하게 된다. 잘 먹는데도 살이 빠진다는 것은 어딘가에 이상이 있다는 뜻이며, 그런 병 중 하나가 '갑상샘기능항진증'이다.

갑상샘기능항진증이라고 하면 주로 여성이 걸리는 병이라는 이미지가 강하지만, 그렇다고 남성 환자가 드문 것은 아니다.

이 병의 증상에는 다음 두 가지의 특징이 있다.

- 이상하리만치 식욕이 왕성해져 많이 먹는다.
- 많이 먹는데도 살은 찌지 않고, 오히려 말라가기도 한다.

갑상샘기능항진증에 걸리면 갑상샘 호르몬이 지나치게 많이 분비되어 전신의 대사가 활발해진다. 그래서 아무리 먹어도 살이 빠지는 현상이 나타난다. 또 맥박이 빨라져 심장이 두근거리며, 더위를 잘 타서 땀을 많이 흘릴 때도 종종 있다. 본인 스스로 이유를 알 수 없는 짜증을 느낄 때도 많다. 그래서 이를 정신적인 문제로 생각해 어떻게 해야 할지 고민하는 경우가 있다. 그런가 하면 너무 말라가는 것이 걱정되어 위내시경이나 CT 등 여러 가지 검사를 받는 이들도 있다.

| 갑상샘기능항진증의 특징 |

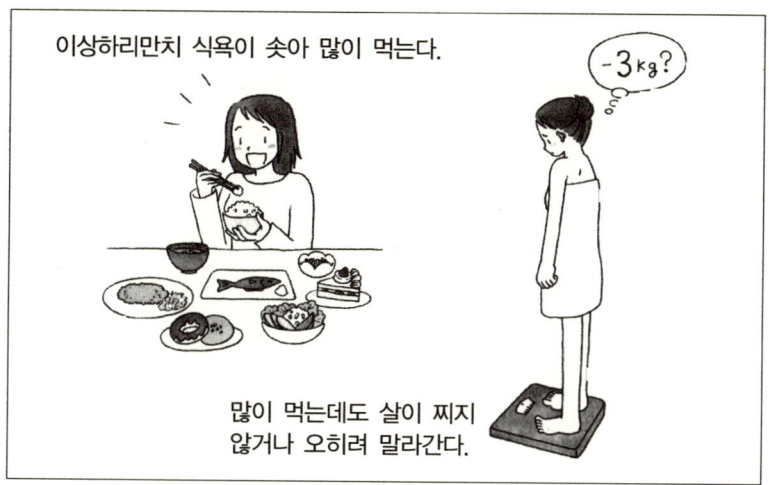

갑상샘기능항진증이 의심되면 '내분비내과'로

일반적으로 갑상샘기능항진증은 먹는 약으로 치료할 수 있는 병이다. 좀처럼 상태가 나아지지 않을 때는 수술 등 다른 치료법도 있지만, 일단 내분비내과가 있는 병원을 찾아가 진찰을 받아보자.

● A D V I C E
'아무리 먹어도 살이 빠지는' 경우에는 뭔가 병에 걸렸을 가능성이 있다.

자각증상을 정확히 알리기 위한 7가지 요소

이 책에서는 자각증상에 초점을 맞춰, 그 자각증상을 통해 알 수 있는 병에 대해 소개했다.

사실 자각증상이라는 것은 7가지의 요소로 구성되어 있다. 막연하게 생각하면 잘 보이지 않지만, 각 요소로 세분화하여 관찰해보면 훨씬 명확하게 이해할 수 있을 것이다.

뭔가 몸 상태가 좋지 않을 때, 자각증상을 느낄 때, 그것을 다음과 같이 '7가지 요소'에 따라 분석해보자. 이와 같은 요령으로 자신의 증상을 간호사나 의사에게 전하면, 좀 더 원활한 진료가 이루어질 수 있을 것이다.

❶ **어디가** | '어느 부위에서 증상을 느끼는가?'를 알리자. 말로만 하지 말고 손으로 그 부위를 가리키는 것이 좋다.

❷ **어떤 느낌** | '침으로 쿡쿡 찌르는 듯한 통증'과 같은 식으로 되도록 구체적인 표현을 사용한다.

❸ **어느 정도** | '몸을 움직일 수 없을 것같이'처럼 증상의 정도를 알기 쉽게 비유적으로 설명하면 증세를 알리는 데 도움이 된다.

❹ **언제** | '증상이 시작된 것은 언제인가?'이다. 그때 무엇을 하고 있었는지도 중요하다.

❺ **어떻게 되었나?** | 증상이 시작된 후 시간의 경과에 따라 증상이 어떻게 변화했는지를 순서대로 알리도록 한다.

❻ **어떻게 하면** | 증상이 생기거나 강해진, 또는 사라지거나 약해진 계기가 있다면, 그것이 힌트가 될 수 있으므로 이야기하자.

❼ **동시에** | 두 종류 이상의 증상을 동시에 느끼는 경우는 드물지 않다. 전부 알리는 것이 중요하다.

자 각 증 상

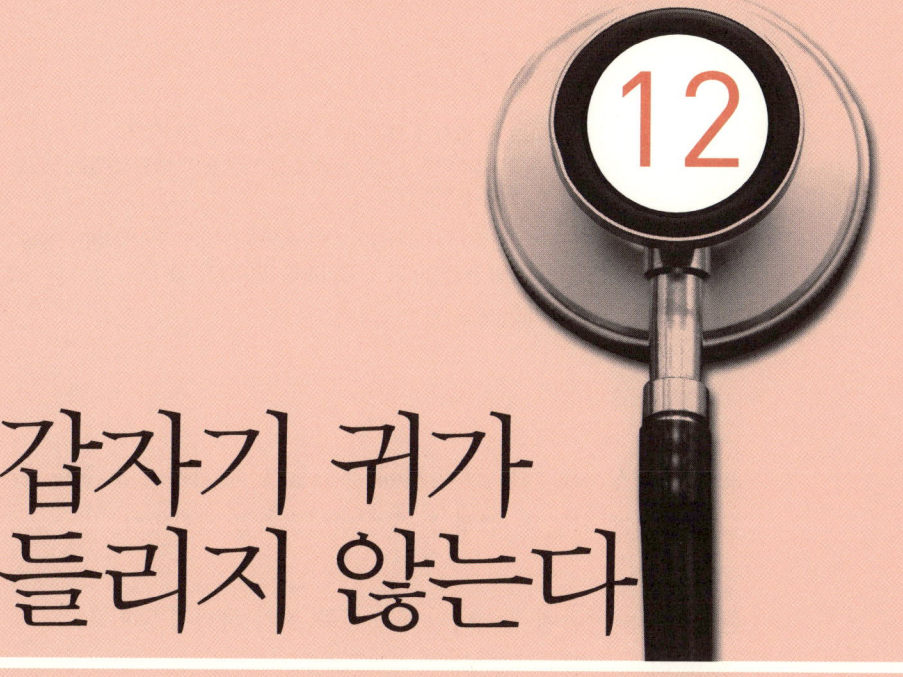

12

갑자기 귀가
들리지 않는다

돌발성 난청 | 어느 날 눈을 뜨니 한쪽 귀가 들리지 않는다

어느 날 눈을 뜨니 한쪽 귀가 들리지 않는다 _돌발성 난청

증상	• 어느 날 갑자기 한쪽 귀가 들리지 않게 된다. • 귀 안쪽이 막힌 느낌, 귓속에 들어간 물이 빠지지 않는 느낌이 계속 든다.
주의사항	• 어지럼증이나 구역질이 나는 돌발성 난청도 있다(뇌의 이상을 걱정해 응급실이나 신경외과를 찾아가기 쉽다).
진료과	• 이비인후과.

22세의 여성으로 어느 날 아침에 눈을 떴을 때 갑자기 오른쪽 귀가 들리지 않게 되었다. 깜짝 놀라 이비인후과를 찾아왔다.

환자 오늘 아침에 일어나니까 오른쪽 귀가 들리지 않아요.
의사 어제까지는 아무렇지도 않았나요?
환자 네. 갑자기 들리지 않게 됐어요.
의사 왼쪽 귀는 괜찮은가요?
환자 네. 말짱해요.
의사 귀울림이나 어지럼증은 없나요?
환자 귀울림은 있어요. 사실은 사흘 전부터 오른쪽 귀가 막힌 듯한 느낌이 들었어요.
의사 막혔다는 게, 터널 속에서 귀가 멍해지는 그런 느낌인가요?
환자 맞아요. 그런 느낌이었어요.

조기 발견, 조기 치료가 중요한 '돌발성 난청'

어느 날 갑자기 이유도 없이 한쪽 귀가 들리지 않게 되었다면 누구나 크게 놀랄 것이다. 이것이 '돌발성 난청'이다. 일찍 치료를 시작하면 청력이 원상태로 돌아올 가능성이 있는 병이므로 되도록 빨리 병원에 가는 것이 중요하다.

돌발성 난청이라고 해도 증상은 가지각색이다. 그중에서도 어느 날 갑자기 한쪽 귀가 들리지 않게 되었다는 자각증상으로 시작될 때는 즉시 병원을 찾아가는 경우가 대부분이다. 그러나 대부분의 사람들은 '귀 안이 막힌 느낌이 계속된다', '귓속에 들어간 물이 빠지지 않는 느낌'이라는 자각증상을 경험한다. 이때는 반대쪽 귀에는 문제가 없어서 일상생활에 지장을 받지 않기 때문에 약간의 이상을 느끼더라도 병원에 가기를 망설이고

| 돌발성 난청의 자각증상 |

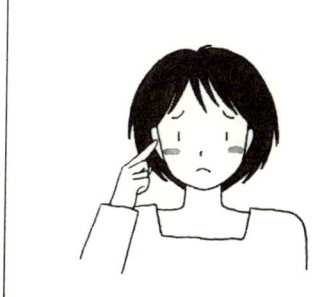
귀 안쪽이 막힌 듯한 느낌이 계속된다.

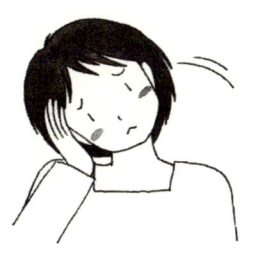
귓속에 들어간 물이 빠지지 않는 느낌이 든다.

상태를 지켜본다. 그러다 청력 장애가 진행되어 귀가 들리지 않게 되면 그때서야 병원을 찾는다.

돌발성 난청이 의심되면 '이비인후과'를 찾아가자

'귀 안쪽이 막힌 것 같은 느낌이 나아지지 않고 계속될 경우'에는 그 시점에서 이비인후과를 찾아가 진찰을 받기 바란다. 돌발성 난청인지 아닌지는 둘째 치고, 귀에 병이 있을 가능성이 높기 때문이다. 비행기나 터널 속 등 기압과 관련되어 나타나는 것이라면 그런 상태가 계속되지는 않는다. 침을 삼키는 것만으로도 증상이 사라지기 마련이다.

현기증과 구역질 증상이 나타나는 돌발성 난청도 종종 보게 된다. 실제로 구토를 할 때도 있다. 이런 경우 환자 본인은 뇌의 이상을 염려해서 응급실을 찾거나 신경외과에 가서 진찰을 받는다.

'메니에르병'(54쪽 참조)에서도 이야기했지만, 태어나서 처음 느끼는 현기증이 계속될 경우에는 생명의 위협을 느끼는 것이 당연하다. 그러므로 현기증이 났을 때 서둘러 구급차를 부르는 편이 낫다.

● A D V I C E
귀 안쪽이 막힌 듯한 느낌이 계속될 때는 이비인후과에 가자.

자각증상

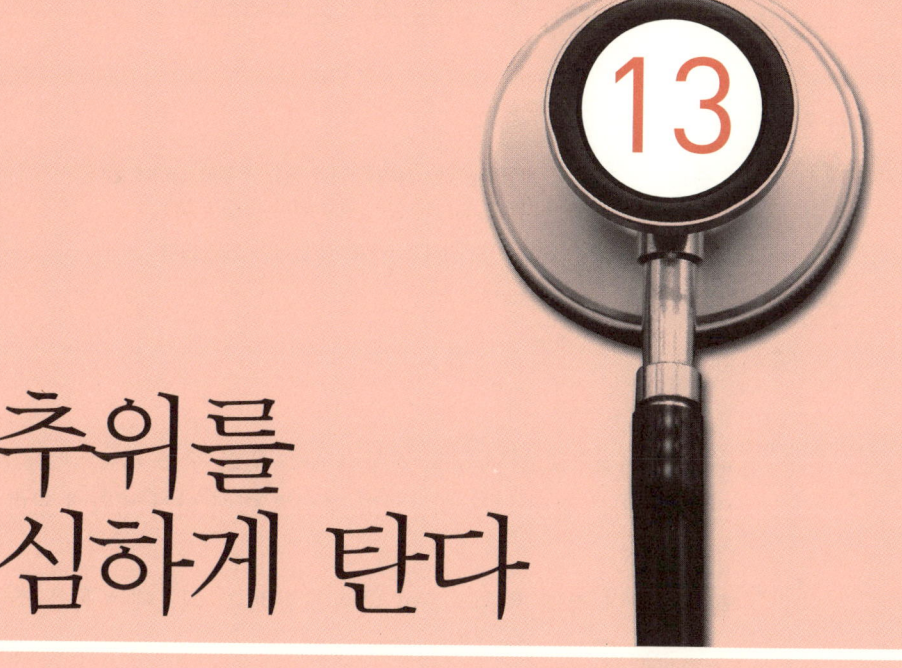

13

추위를 심하게 탄다

갑상샘기능저하증 | 늘 피곤하고 비정상적으로 추위를 타며 식욕이 없는데도 살이 찐다

늘 피곤하고 비정상적으로 추위를 타며 식욕이 없는데도 살이 찐다 _갑상샘기능저하증

증상	• 몸이 피로해서 움직이기가 싫고 추위를 심하게 탄다. • 식욕은 없는데 살이 찌고 변비 증상이 있다.
주의사항	• '나이 탓'이라고 생각하고 넘어갈 때도 많다.
진료과	• 내분비내과.

40세의 여성으로 반년 정도 전부터 무슨 일을 하든 의욕이 생기지 않는다. 최근 몸이 너무 피곤하고 추위를 많이 타서 병원에 왔다.

환자 반년 정도 전부터 몸이 너무 노곤해요. 최근에는 몸을 조금 움직이는 것도 귀찮고요.

의사 그 외에 몸에 이상한 점은 없으신가요?

환자 글쎄요…. 아, 여름인데도 너무 추워요. 에어컨이 없는 방에서도 추울 정도예요.

의사 변비는 없으세요?

환자 변비도 있어서 요즘 변비약을 먹고 있어요.

의사 최근에 살이 찌지는 않으셨나요?

환자 네, 맞아요. 식욕도 없는데 6kg 정도 체중이 불었어요.

갑상샘 호르몬의 분비가 줄어서 증상이 생기는 병

'갑상샘기능저하증'은 갑상샘에 만성적인 염증이 생기는 병으로, 특별히 치료할 필요가 없는 경우도 많다. 이 병이 문제가 되는 것은 만성적인 염증으로 인해 갑상샘 호르몬의 분비가 줄어들 때다. 갑상샘 호르몬은 신체의 신진대사에 관여하는 호르몬으로, 이것이 부족해지면 신진대사가 저하되어 다음과 같은 증상이 나타난다(아래 그림 참조).

- 몸이 피곤해서 움직일 수가 없다.
- 추위를 심하게 탄다.
- 식욕은 없는데 살이 찐다.
- 변비가 생긴다.

| 갑상샘기능저하증에 걸렸을 때 나타나는 증상 |

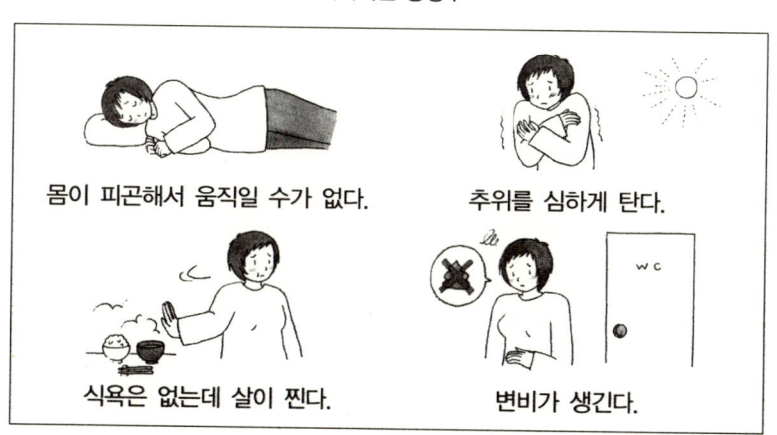

'모르고 넘어가기 쉬운 병' 가운데 하나

갑상샘기능저하증에 걸리는 사람은 대부분 여성이다. 흔한 병이지만, 실제로는 모르고 넘어갈 때도 많다. 앞에서 소개한 증상의 예를 봐도 알 수 있듯이, 무심코 '나이 탓이려나?' 하고 생각해버리는 것이다.

이 병의 증상을 느끼기 시작하는 것은 중년 이상일 때가 대부분인데, 젊은 사람에게 나타나는 경우도 있다. 한여름에 옷을 네다섯 겹으로 껴입고 병원을 찾아온 젊은 환자를 본 적도 있다.

갑상샘기능저하증이 의심되면 '내분비내과'로

'주위 사람들은 덥다고 하는데 나만 추워서 견딜 수가 없다.'라든가 '몸이 노곤하고 식욕이 없는데 살이 찐다.'와 같은 경우에는 갑상샘기능저하증에 걸린 것일지도 모른다. 내분비내과가 있는 병원을 찾아가 진찰을 받아보기 바란다.

또 가족이나 동료 중에 '갑상샘기능저하증이 아닐까?'라고 느껴지는 증상이 있으면 한 번쯤 같이 병원을 찾아가보도록 하자.

● ADVICE
그다지 많이 먹지도 않는데 살이 찔 때는 갑상샘기능저하증일 가능성이 있다.

자각증상

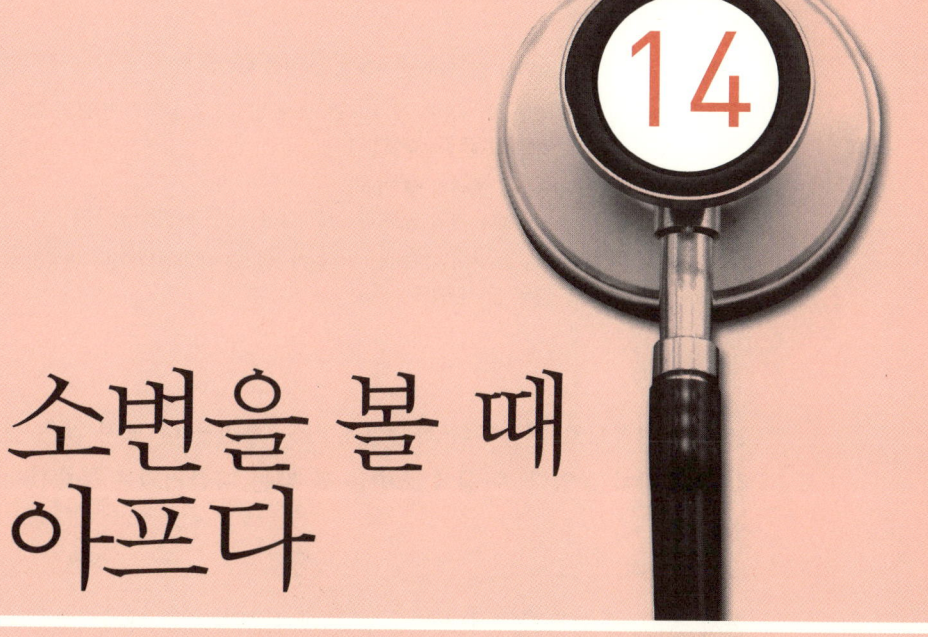

14

소변을 볼 때 아프다

방광염 | 배뇨 시에 따끔거리듯 아프고 잔뇨감이 강하게 느껴진다
요도염 | 배뇨통이 있고 소변이 탁하며, 페니스 끝에서 고름이 나온다
급성 전립선염 | 급격한 발열과 함께 배뇨통이 있고, 소변이 탁하다

배뇨 시에 따끔거리듯 아프고 잔뇨감이 강하게 느껴진다 _방광염

증상	• 소변을 볼 때 따끔거리고, 소변이 탁하다.
원인	• 대장균이 항문에서 요도를 통해 방광으로 들어가 방광의 점막이 감염되어 발생한다.
주의사항	• 수분을 충분히 섭취한다. • 화장실에 가고 싶을 때 바로 갈 수 있는 환경을 만든다.
진료과	• 비뇨기과(비뇨기과에 거부감이 있다면 내과에 가거나 여성인 경우 산부인과도 가능).

26세의 여성으로 전날부터 화장실에 가도 소변을 다 보지 않은 것 같은 느낌이 들었다. 아침에 소변을 볼 때는 따끔거리는 통증까지 있었다.

환자 아침에 화장실에서 소변을 보는데 따끔거리고 아파서요.
의사 전에도 그런 적이 있었나요?
환자 네. 대학생 때 화장실 가는 걸 너무 참아서….
의사 소변을 볼 때만 아픈가요?
환자 네. 소변을 볼 때 많이 아파요.
의사 소변을 본 뒤에도 소변이 남아 있는 것 같은 느낌은 없나요?
환자 그건 어제부터 느꼈어요.
의사 소변이 맑은가요, 탁한가요?
환자 좀 탁해요.

여성이 많이 걸리는 '방광염'

'방광염'에 걸리는 사람은 대부분 여성이다. 대장균이 항문에서 요도를 통해 방광으로 들어와 점막에 감염되는 경우가 대부분이다. 남성에게는 고환과 페니스가 있기 때문에 대장균이 요도로 들어오는 일은 거의 없다. 설령 대장균이 요도로 들어왔다 해도 남성은 여성보다 요도가 길기 때문에 대장균이 방광까지 도달하는 경우는 매우 드물다.

방광염에 걸렸을 때 느끼는 자각증상의 특징은 다음 세 가지다(아래 그림 참조).

- 잔뇨감이 있어 금세 화장실에 가고 싶어진다.
- 소변을 보려고 하면 아프다.
- 탁한 소변이나 혈뇨가 나온다.

| 방광염의 자각증상 |

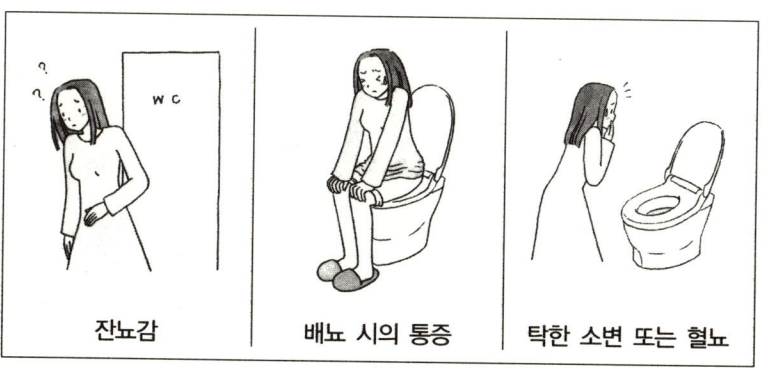

잔뇨감 / 배뇨 시의 통증 / 탁한 소변 또는 혈뇨

화장실에 몇 번을 가도 금방 또 가고 싶어진다. 그러나 소변은 찔끔 나올 뿐이며 아픔만 느끼게 된다.

방광염일 때는 수분 공급이 중요하다

방광염에 걸렸을 때는 방광의 점막에서 세균이 활개를 치는 상황이기 때문에 치료와 예방을 위해서는 수분을 충분히 섭취하는 것이 가장 중요하다. 소변을 통해 방광에서 세균을 내보내기 위해서다. 때문에 소변을 참아야 하는 직장에 다니는 여성 가운데 방광염에 걸린 사람이 많다. 방광 속에 균이 머물러 있는 시간이 긴 데다가, 화장실에 갈 수 없는 탓에 수분 섭취를 삼가게 되기 때문이다.

필자는 기업을 대상으로 건강진단을 하면서 그와 같은 직장이 많다는 사실을 알게 되었다. 어려운 문제일지도 모르지만, '화장실에 가고 싶을 때 바로 갈 수 있는', 혹은 '휴식 시간을 충분히 확보할 수 있는' 환경을 만드는 것이 좋다.

방광염이 의심되면 '내과'나 '산부인과', '비뇨기과'를 찾아가자

여성이 방광염에 걸렸을 때 찾아가야 할 곳은 내과 또는 산부인과다. 여성은 대개 비뇨기과에 거부감이 있기 때문이다. 만약 남성에게 방광염과 같은 증상이 나타났다면 그때는 비뇨기과를 찾아가 검사를 받도록 한다.

여성의 경우도 치료를 받고 있는데도 좀처럼 낫지 않거나 방광염이 너무 자주 반복될 때는 역시 비뇨기과를 찾아가 상담을 받아야 한다.

● A D V I C E
여성도 방광염이 자주 반복될 때는 비뇨기과를 찾아갈 필요가 있다.

배뇨통이 있고 소변이 탁하며, 페니스 끝에서 고름이 나온다 _요도염

증상	• 배뇨통(소변을 볼 때 느끼는 고통), 탁한 소변, 페니스 끝에서 나오는 고름.
원인	• 요도에 균이 감염되어 일어난다.
주의사항	• 섹스 파트너의 치료도 반드시 필요하다. 동시에 치료를 받아야 한다.
진료과	• 비뇨기과(파트너인 여성은 산부인과에서 진찰을 받을 것!).

25세의 남성으로 전날부터 소변을 볼 때 통증을 느꼈는데, 아침에 일어나 보니 속옷에 얼룩이 있어 병원을 찾았다.

환자 어제부터 소변을 보면 아파서요.
의사 소변의 색은 어떤가요?
환자 좀 탁해요.
의사 페니스 끝에서 고름이 나오지는 않나요?
환자 네. 오늘 아침에 보니 팬티에 얼룩이 묻어 있었어요.
의사 열은 없나요?
환자 열이 있는 것 같지는 않아요.
의사 성감염증일지도 모르는데, 혹시 마음에 짚이는 건 없나요?

배뇨통, 탁한 소변, 고름이 나온다면 '요도염'일 수 있다

남성의 대표적인 성감염증이 바로 '요도염'이다. 소변을 보면 페니스에 통증이 느껴지며 요도 끝에서 '고름'이 나올 때는 거의 요도염이 틀림없다.

성감염증에서 최근 문제가 되고 있는 것은 오럴 섹스를 통해 상대방의 목구멍에서 요도로 균이 감염되는 사례가 늘고 있다는 점이다. 목구멍을 통해서도 요도에 균이 감염될 수 있다는 사실을 기억해두기 바란다.

요도염의 전형적인 자각증상은 다음과 같다.

- 소변을 볼 때 통증이 있다.
- 소변이 탁하다.
- 고름이 나온다.

요도염으로 열이 나는 일은 거의 없다. 만약 열이 난다면 '급성 전립선염'(211쪽 참조)에 걸렸을 가능성이 있다.

요도염이 의심되면 '비뇨기과'를 찾아가자

'요도염일지도 모른다.'라고 의심되는 증상을 느꼈을 때는 부끄러워하지 말고 비뇨기과를 찾아가 진찰을 받기 바란다. 항생제로 균을 없애야 하기 때문이다. 올바른 치료를 받아서 다른 사람에게 전염시키는 일이 없도록 주의하자.

그리고 섹스 파트너 역시 치료가 반드시 필요하므로, 파트너인 여성은 산부인과에서 검사를 받아야 한다. 이때 중요한 점은 두 사람이 동시에 치료를 받아야 한다는 것이다. 치료 시기가 어긋나면 의미가 없게 된다. 두 사람 모두 요도염 치료가 확실히 끝나기 전까지는 감염을 일으킬지도 모르는 행위를 삼가도록 한다.

● ADVICE
절대 부끄러워하지 말고 즉시 비뇨기과로 가서 치료를 받도록 하자.

급격한 발열과 함께 배뇨통이 있고, 소변이 탁하다 _급성 전립선염

증상	• 급격한 발열, 배뇨통, 탁한 소변.
원인	• 전립선에 세균이 감염되어 일어난다.
주의사항	• 열이 나기 때문에 내과를 찾아가기 쉽다.
진료과	• 비뇨기과.

36세의 남성으로 아침부터 몸이 부들부들 떨릴 정도로 열이 났다. 화장실에 가서 소변을 보다가 통증을 느끼자 걱정이 되어 병원을 찾았다.

환자 아침부터 열이 나고 춥습니다.
의사 열은 몇 ℃인가요?
환자 38.6℃나 됐습니다.
의사 이외에 다른 증상은 없으신가요?
환자 화장실에서 소변을 볼 때 통증이 있습니다.
의사 오늘 아침부터 그러셨나요?
환자 네. 어제까지는 아무 일도 없었는데….
의사 소변의 색은 어떤가요?
환자 조금 탁한 것 같습니다.

급격한 발열, 배뇨통, 탁한 소변은 '급성 전립선염'

남성의 방광이나 신장에 세균이 감염되는 일은 매우 드물다. 그러나 남성에게만 있는 장기인 전립선에는 때때로 세균이 감염되어 갑자기 열이 날 때가 있다. 전립선염 중에서도 급성으로 나타나는 유형이다. 전립선은 방광에 거의 붙어 있듯이 가깝게 있는 장기이기 때문에 여기에 급격히 염증이 생기면 '방광염'(204쪽 참조)과 비슷한 증상이 나타난다.

'급성 전립선염'에 따른 자각증상의 특징은 다음 세 가지다.

- 급격하게 열이 난다.
- 배뇨 시 통증이 있다.
- 소변이 탁하다.

발열과 함께 한기를 심하게 느낄 때가 많다. 또 전립선이 부어서 요도를 압박하기 때문에 소변 줄기가 가늘어진다.

배뇨 시에 통증을 느낀다면 '비뇨기과'가 적절하다

열이 나기 때문에 일반적으로 내과를 찾아가게 될지 모르지만, 소변을 볼 때 통증이 느껴진다면 비뇨기과에서 진찰을 받아보기 바란다. 이 병뿐만 아니라, 남성의 경우 '소변을 볼 때 아프다'든가 '탁한 소변이 나온다' 혹은 '혈뇨가 나온다' 등의 증상이 있을 때는 망설이지 말고 비뇨기과에 가는 것이 현명한 선택이다.

● A D V I C E
남성은 페니스나 소변에 이상을 느끼면 비뇨기과에서 진찰을 받아보는 것이 좋다.

자각증상

15

허리가 아프다

급성 신우신염 | 몸이 부들부들 떨릴 정도로 열이 나고 허리가 아프다
추간판 탈출증 | 갑작스러운 요통과 함께 다리가 아프고 저리다
복부대동맥류 파열 | 가만히 있어도 허리가 아프고, 일어서면 현기증이 난다
암의 허리 전이 | 지금까지와는 다른 요통으로, 잠을 잘 수 없을 정도로 허리가 아프다

몸이 부들부들 떨릴 정도로 열이 나고 허리가 아프다 _급성 신우신염

증상	• 갑작스러운 고열, 좌우 중 한쪽 등에서 허리에 이르는 통증. • 동시에 방광염을 일으켰을 때는 배뇨통이나 잔뇨감이 있다.
원인	• 대장균이 항문에서 요도, 방광, 요관을 거쳐 신장에 감염되어 일어난다.
주의사항	• 만약 남성이 급성 신우신염에 걸렸을 때는 요관과 방광 등에 다른 병이 있을 가능성도 있다.
진료과	• 내과, 가정의학과, 비뇨기과.

35세의 여성으로 전날부터 소변을 볼 때 통증과 잔뇨감이 있었다. 아침에 일어나자 강한 오한과 함께 허리 통증을 느껴 가족의 부축을 받고 병원에 왔다.

환자 소변을 볼 때 아프고 열이 많이 나서요.
의사 열은 언제부터 나기 시작했나요?
환자 오늘 아침부터요.
의사 오한도 있나요?
환자 네. 몸이 부들부들 떨려요.
의사 전에 방광염을 앓았던 적이 있나요?
환자 네. 10년 정도 전에요. 하지만 이렇게 열은 없었어요.
의사 허리나 등이 아프지는 않나요?
환자 오른쪽 허리가 너무 아파요.

한쪽 허리나 등의 통증, 급격한 발열이 있을 땐 '급성 신우신염'

허리나 등에 통증을 느끼는 병이 많은데, 그중에서도 급격히 열이 오르는 유형의 병이 있다. 신장에서 세균이 증식해서 생기는 병으로, 이를 '급성 신우신염'이라고 한다. 보통은 오른쪽이나 왼쪽 중 한쪽 신장에서 일어나기 때문에 통증도 좌우 중 한쪽에서 느껴진다.

세균이 신장에 들어갈 때는 대부분의 경우 대장균이 항문에서 요도, 방광, 요관을 통해 신장으로 올라가는 경로를 거친다. 남성에게는 고환과 페니스가 있기 때문에 항문에서 요도로 대장균이 들어가는 일이 거의 없지만, 여성은 항문에서 요도까지 장애물이 없고 남성보다 요도가 짧기 때문에 요도나 방광에 대장균이 들어가기 쉽다. 그래서 '방광염'(204쪽 참조)이나 급성 신우신염에 걸리는 사람은 대부분 여성이다.

급성 신우신염에 걸렸을 때 나타나는 자각증상의 특징으로는 다음 두 가지가 있다.

- 갑작스러운 고열이 난다.
- 좌우 중 한쪽 등에서 허리에 걸쳐 통증이 있다.

갑자기 열이 오르고, 몸이 부들부들 떨릴 때가 많다. 급성 신우신염과 동시에 방광염에 걸릴 때도 많은데, 그런 경우엔 배뇨통이나 잔뇨감도 느낀다.

'내과'나 '가정의학과' 또는 '비뇨기과'를 찾아간다

'발열과 허리에서 등에 걸친 통증'을 느끼며 급성 신우신염일지도 모른다는 생각이 든다면, 내과나 가정의학과 또는 비뇨기과에 가자. 세균을 죽이는 항생제를 써서 치료하게 된다. 일반적으로 남성은 걸리지 않는 병이기 때문에 만약 남성이 급성 신우신염에 걸렸을 때는 요관과 방광 등에 다른 병이 있을 가능성이 높으므로 비뇨기과에서 자세히 검사를 받아봐야 한다.

● ADVICE
'몸이 부들부들 떨리는 발열+요통'은 거의 급성 신우신염이다!

갑작스러운 요통과 함께 다리가 아프고 저리다 _추간판 탈출증

증상	• 허리의 통증이 심하고 한쪽 발이 저리다.
원인	• 추간판이 어떤 이유로 튀어나와 신경을 압박한 결과 일어난다.
주의사항	• 중증일 때는 양발이 아프거나 저리며, 때로는 소변이 나오지 않는 등 방광으로 가는 신경에도 이상이 생길 수 있다.
진료과	• 정형외과.

26세의 남성으로 재채기를 하다가 갑자기 허리에서 오른발에 걸쳐 강렬한 통증을 느꼈다. 앉아 있을 수도 없어서 가족의 부축을 받고 병원에 왔다.

환자 갑자기 허리가 너무 아파서요.
의사 언제부터 아프기 시작했지요?
환자 1시간 정도 전에 재채기를 했는데 갑자기···.
의사 다리가 아프다든가 저리지는 않고요?
환자 오른발이 아프고 왠지 좀 저린 느낌이에요.
의사 '이렇게 하면 편해진다' 하는 자세가 있나요?
환자 앉아 있기도 힘들고요, 누워 있는 게 가장 편해요.

긴급 수술이 필요할 수도 있는 '추간판 탈출증'

물건을 들어 올릴 때 갑자기 허리에 통증을 느끼는 경우는 결코 드물지 않다. 요통은 사람이 두 발로 걸어 다니게 된 이래로 숙명과도 같은 것인지 모른다.

허리가 아프면 대부분은 조금 안정을 취하면 낫게 된다. 그러나 때로는 병원에 가야 하는 경우도 있다. '추간판 탈출증'도 그런 병 가운데 하나로, 척추뼈 사이에서 쿠션과도 같은 역할을 하는 추간판이 어떤 이유로 튀어나와 신경을 압박하는 상태다(아래 그림 참조). 입원 치료를 해야 할 때가 많으며, 긴급 수술이 필요할 수도 있다.

| 추간판 탈출증 |

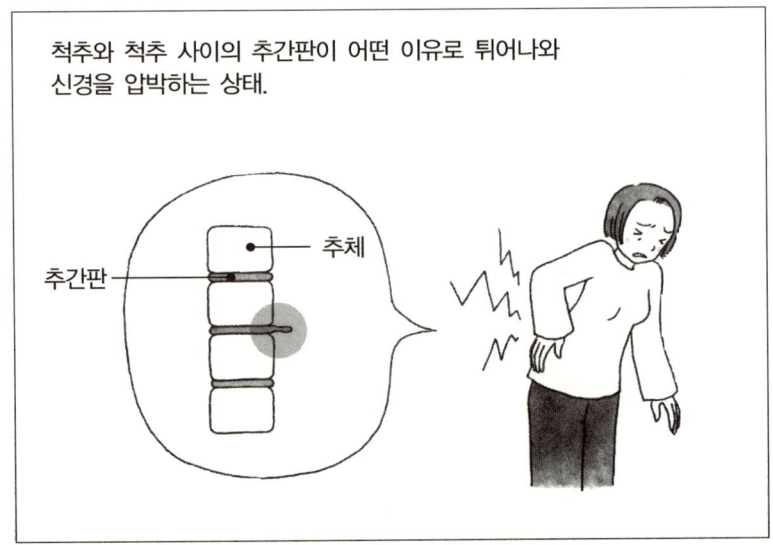

척추와 척추 사이의 추간판이 어떤 이유로 튀어나와 신경을 압박하는 상태.

추간판 탈출증이 의심되면 '정형외과'로

허리에 생긴 추간판 탈출증의 자각증상에는 다음 두 가지 특징이 있다(아래 그림 참조).

- 갑자기 허리부터 다리까지 걸쳐 통증이나 저림 증상을 느낀다.
- 기침이나 재채기로 통증 또는 저림이 심해진다.

중증일 때는 양발이 아프거나 저리며, 때로는 소변이 나오지 않는 등 방광으로 가는 신경에도 이상이 나타난다. 그럴 때는 긴급히 수술을 받아야 한다.

| 추간판 탈출증에 따른 자각증상의 특징 |

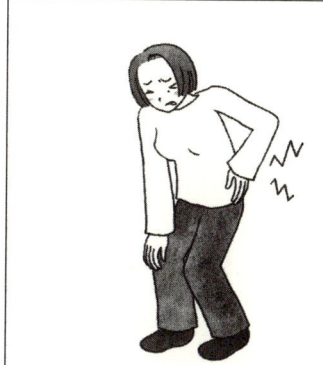

갑자기 허리에서 다리에 걸쳐 통증이나 저림 증상을 느낀다.

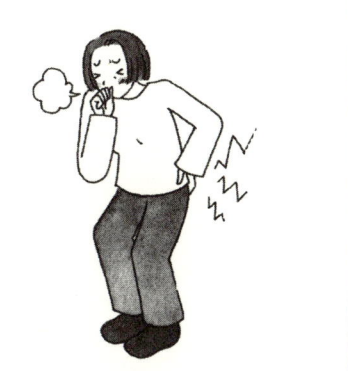

기침이나 재채기로 통증 또는 저림이 심해진다.

허리의 통증과 함께 다리에도 통증이나 저림이 느껴진다면 추간판 탈출증일지도 모른다. 단순히 삐끗했다고 생각하지 말고 정형외과를 찾아가 진찰을 받아보자.

● A D V I C E
요통과 함께 다리에도 이상이 있다면 바로 정형외과에 가서 진찰을 받자.

가만히 있어도
허리가 아프고, 일어서면
현기증이 난다 _복부대동맥류 파열

증상	• 가만히 있어도 허리가 심하게 아프다.
	• 의식이 희미해지는 느낌이 든다.
원인	• 배 속에 생긴 동맥류가 지나치게 커져 파열되면서 배 속에 큰 출혈을 일으킨다.
주의사항	• 아무런 증상 없이 동맥류가 커지는 경우도 드물지 않다.
진료과	• 당장 구급차를 부를 것.

65세의 남성으로, 10년 전 건강검진에서 고혈압 진단을 받았지만 방치해두고 있었다. 지난밤 왼쪽 옆구리에서 허리에 걸쳐 격렬한 통증을 느꼈으며, 아침이 되어도 통증이 사라지지 않자 병원을 찾았다.

환자 어젯밤부터 허리가 아파서….
의사 어느 부위가 아프신가요?
환자 왼쪽 옆구리에서 허리까지 아픕니다.
의사 밤에는 주무실 수 있었나요?
환자 아니요. 너무 아파서 잠을 거의 자지 못했습니다.
의사 통증이 심해지는 동작이나 자세가 있습니까?
환자 아니요. 가만히 있어도 너무 아픕니다.
의사 통증 외에 다른 증상은 없으신가요?
환자 서 있으면 의식이 희미해지는 느낌이 듭니다.

목숨을 잃을 수도 있는 '복부대동맥류 파열'

허리가 아프다고 해서 금방 생명이 위험해지는 상태를 떠올리는 사람은 거의 없을 것이다. 그러나 사실은 즉시 대응하지 않으면 생명을 잃을 수 있는 요통도 있다. '복부대동맥류 파열'이 이에 해당한다. '동맥류'는 동맥에 생긴 혈관의 혹 같은 것인데, 이것이 너무 커져서 파열되면 배 속에서 대량의 출혈을 일으켜 생명이 위험해지는 것이다. 동맥류가 생기는 원인은 여러 가지가 있는데, 고혈압인 고령자는 특히 주의해야 한다.

배 속에 동맥류가 생기면 복통이나 요통을 일으킬 때도 있지만 증상 없이 계속 커지는 경우도 드물지 않다. 그럴 때는 동맥류가 파열되어야 비로소 문제를 깨닫게 된다.

전형적인 복부대동맥류 파열의 증상은 다음 세 가지다(오른쪽 그림 참조).

- 지금까지 경험해보지 못한 복통이나 요통이 계속된다.
- 누워도 통증이 가라앉지 않는다.
- 서 있으면 현기증이 나거나 실신한다.

배 속에서 출혈이 일어났기 때문에 뇌로 운반되는 혈액이 부족해져 현기증이 일어난다. 정신을 잃을 때도 있다.

| 복부대동맥류 파열의 증상 |

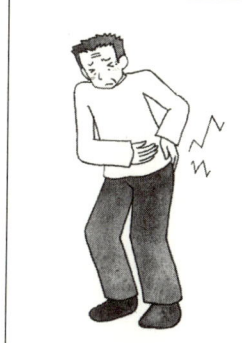
예전에 경험한 적이 없는 복통이나 요통이 계속된다.

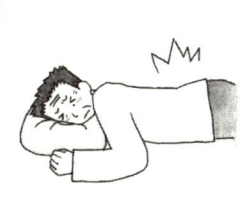
누워도 통증이 가라앉지 않는다.

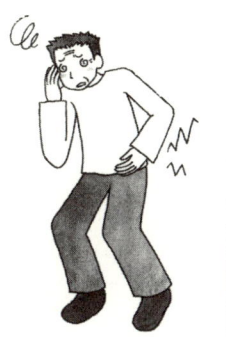
서 있으면 현기증이 나거나 실신한다.

격렬한 허리 통증에 의식이 희미해질 때는 '구급차'를!

배나 허리의 통증이 계속되고, 서 있을 때 점점 어지러워지거나 정신이 희미해지는 기분을 느끼기 시작할 때는 복부대동맥류 파열로 배 속에 대량의 출혈이 일어났을 가능성이 있다. 즉시 구급차를 부르도록 하자.

| 구급차를 부를 때 상태를 설명하는 예 |
'배나 허리의 격렬한 통증 + 의식이 없다'는 점을 알리자.

가족이 부를 경우	"할아버지가 어제 배가 아프다고 하면서 주무셨는데, 오늘 방에 들어가보니 의식을 잃으셨어요."
본인이 부를 경우	"아침부터 요통이 계속되고 있는데, 일어서면 현기증이 나고 점점 의식이 희미해집니다."

또 혈압이 높은 고령자는 '누워서 안정을 취해도 나아지지 않는 복통이나 요통'이 계속될 경우, 파열 직전 상태의 동맥류가 있을지도 모른다. 그러므로 내과를 찾아가 복부초음파 검사를 받아보는 것이 좋겠다.

● A D V I C E
일어서면 현기증이 나는 복통이나 요통은 매우 위험한 신호다!

지금까지와는 다른 요통으로, 잠을 잘 수 없을 정도로 허리가 아프다 _암의 허리 전이

증상	• 서서히 심해지는 요통. • 누워도 통증이 가라앉지 않는다.
원인	• 암이 허리뼈로 전이되었다.
주의사항	• '흔한 요통'이라고 지레짐작해 내버려두면 위험하다.
진료과	• 정형외과. • 노파심에서라도 좋으니 MRI 등의 화상진단을 받자!

55세의 남성으로 20년 전부터 요통이 있었는데, 최근 1개월 정도는 허리가 아파 잠을 이룰 수도 없을 정도가 되었다. 수면 부족에 시달리다 병원을 찾았다.

환자 최근에 허리가 아파서 잠을 잘 수가 없습니다.
의사 언제부터 그러셨지요?
환자 밤에 아프기 시작한 지는 한 달 정도 되었습니다. 요통은 20년 전부터 있었지만….
의사 밤에 누워서 가만히 있어도 아프신가요?
환자 네. 잠을 자려고 해도 욱신욱신 아픕니다.
의사 통증이 편해지는 자세는 없습니까?
환자 이 자세 저 자세 바꿔봤지만, 계속 아픕니다.
의사 통증이 움직임이나 자세와 관계가 없다는 말씀이지요?
환자 네. 최근에는 거의 관계가 없습니다.

서서히 심해지며, 누워도 통증이 가라앉지 않는 요통

건강 상담을 하다 보면 때때로 듣게 되는 이야기 중 하나가 "허리가 아프다던 지인이 허리뼈에 암이 전이되어 죽었는데, 저도 요통이 있어서 걱정입니다."라는 것이다. 허리가 아프다고 해서 모든 사람이 암을 걱정할 필요는 없다. 그러나 실제로 드물기도 해도 암이 허리뼈로 전이되어 요통을 일으킬 때가 있다.

의사가 암의 전이에 의한 요통을 의심할 때는 다음과 같은 요통일 경우다.

- 서서히 심해지는 요통.
- 누워도 통증이 가라앉지 않는 요통.

특히 밤에 안정을 취하고 있을 때에도 허리의 통증이 느껴진다면 각별한 주의가 필요하다.

'정형외과'를 찾아가보고, 만일을 위해 MRI 검사를!

만약 '서서히 심해지고', '누워도 통증이 가라앉지 않는' 요통을 느낀다면 정형외과를 찾아가기 바란다. '흔한 요통'이라고 지레짐작해 내버려두는 것은 위험하다. 노파심에서라도 좋으니 MRI 등의 화상진단을 받아보는 편이 좋을 것이다.

필자도 요통이 심해서 때로는 앉아 있기도 힘들 정도다. 다만 MRI와 CT 검사를 통해 생명에 위협이 되는 요통이 아니고, 수술할 필요도 없다는 사실을 확인하면서 생활하고 있다. 같은 고통을 받는 한 사람으로서 필자가 할 수 있는 조언은 한 가지다. 허리 통증이 좀처럼 낫지 않는 사람은 '한 번쯤 MRI 검사를 받아도 손해볼 일은 없다.'라는 것이다.

● A D V I C E
밤에 안정을 취하고 있는데도 요통이 느껴진다면 자세한 검사를 받아 보자.

자각증상

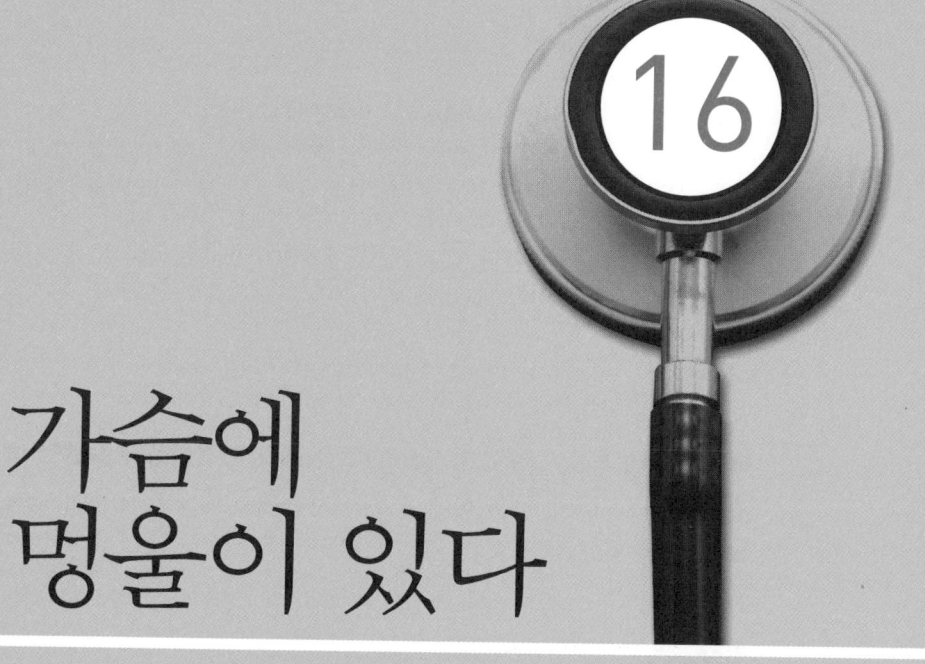

가슴에 멍울이 있다

유방암 | 유방에 1cm 정도의 아프지 않은 딱딱한 멍울이 있다

유방에 1cm 정도의 아프지 않은 딱딱한 멍울이 있다 _유방암

증상	• 유방에 울퉁불퉁하고 딱딱한 멍울이 있다. • 특별히 아프거나 하는 자각증상은 없다.
주의사항	• '내가 발견한다.'라는 의식이 없으면 유방암이라는 사실을 알게 되었을 때는 이미 암이 상당히 진행된 경우가 많다. • 유방암에 관한 진료과는 부인과가 아니므로 주의하자.
진료과	• 유방외과, 일반외과.

46세의 여성으로 유방암 검사를 받았을 때 자가검진을 권유받아 매달 실시하고 있다. 사흘 전에 오른쪽 가슴에서 딱딱한 멍울이 만져져 병원을 찾았다.

환자 가슴에서 멍울이 만져져요.
의사 어떤 멍울인가요?
환자 <u>울퉁불퉁하고 딱딱한 멍울</u>이에요.
의사 크기는 얼마나 되지요?
환자 <u>1cm 정도</u>일 거예요.
의사 멍울이 있다는 걸 언제 아셨나요?
환자 사흘 전이요. 유방암 검사를 받았을 때, 한 달에 한 번은 자가검진을 해보라는 말을 들었거든요. 그때 이후로 자기 전에 항상 자가검진을 하고 있어요.
의사 아프지는 않으세요?
환자 <u>아프지는 않아요.</u>

유방암은 '내가 발견한다'는 의식이 중요하다

유방암 사망자가 계속 늘고 있지만, 아직도 '나와는 상관없는 얘기야.'라고 생각하는 여성이 많은 듯하다. 유방암은 모든 여성에게 일어날 가능성이 있기 때문에 20세를 넘은 여성이라면 누구나 주의를 기울여야 한다. 유방암은 통증 같은 특별한 자각증상이 없다고 보면 된다. 그렇기 때문에 '내가 발견한다.'라는 의식이 없으면 암이라는 사실을 알게 됐을 때는 이미 암이 상당히 진행된 경우도 드물지 않다.

'유방암 검진', '자가검진'이 조기 발견의 열쇠

유방암을 조기에 발견하기 위해서는 다음 두 가지가 중요하다.

- 1년에 한 번은 유방암 검사를 받는다.
- 한 달에 한 번은 자가검진을 한다.

이 두 가지는 꼭 실행하기 바란다.

유방암 검사에 대해서는 각 지방자치단체의 보건소를 찾아가거나 근무처의 건강검진을 이용하자. 비용을 전액 부담해도 상관없다면 유방암 검진을 실시하고 있는 병원이나 건강진단 기관이 있으므로 직접 문의해도 좋을 것이다.

자가검진의 기본은 가슴에 생긴 멍울을 찾는 것이다(아래 그림 참조).

| 유방암의 자가검진 방법 |

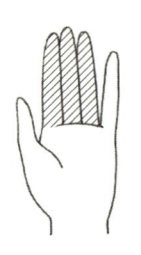

집게손가락부터 약손가락까지 세 손가락의 바닥으로 누르듯이 멍울을 찾는다. 손가락으로 집어보면서 찾아서는 안 된다.

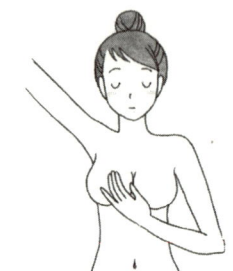

오른손으로는 왼쪽 가슴을, 왼손으로는 오른쪽 가슴을 만져서 멍울을 찾는다.

마음에 걸리는 멍울이 발견되면 '유방외과'로

유방 자가검진에서 마음에 걸리는 멍울이 느껴지거나 뭔가 평소와 다른 느낌이 드는 부위가 있으면 유방외과를 찾아가 검사를 받기 바란다. 만약 그런 곳이 없다면 일반외과를 찾아가도 무방하다. 부인과를 가야 하는 것으로 착각하는 경우가 종종 있는데, 유방암과 부인과는 관련이 없으므로 주의하도록 하자.

● A D V I C E
지금도 계속 증가하고 있는 여성의 유방암. 조기 발견을 위해 노력하자!

자각증상

17

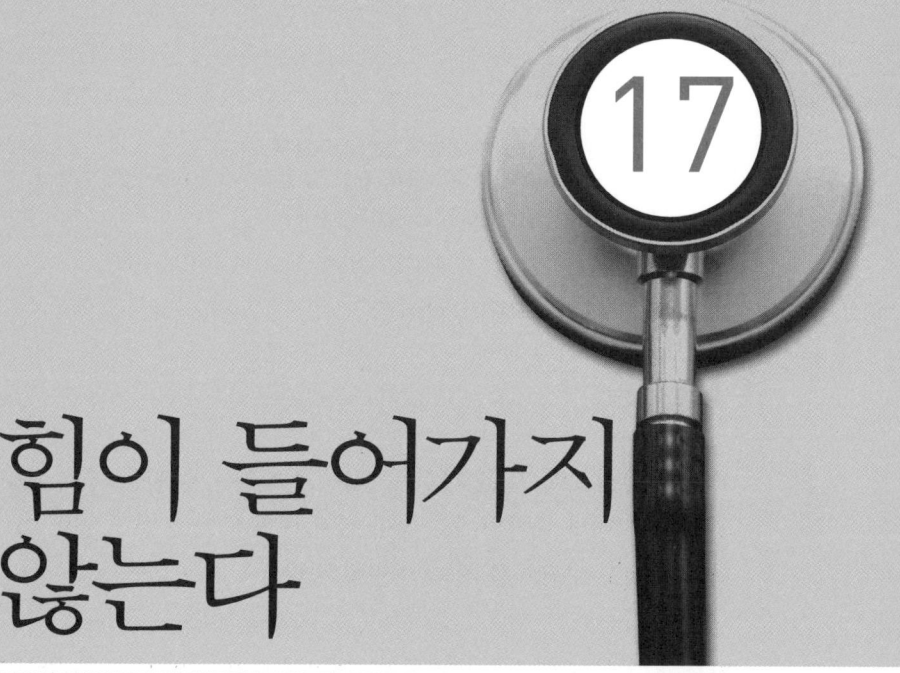

힘이 들어가지 않는다

뇌경색 | 손발에 힘이 들어가지 않고, 혀가 잘 안 움직인다
일과성 뇌허혈 발작 | 손발에 힘이 들어가지 않다가, 저절로 증상이 사라진다
길랭-바레 증후군 | 두 다리에 힘이 들어가지 않아 일어설 수가 없다

손발에 힘이 들어가지 않고, 혀가 잘 안 움직인다 _뇌경색

증상	• 같은 쪽 손발에 힘이 들어가지 않는다. • 저림 증상이 있고, 혀가 잘 움직이지 않으며, 침을 흘린다.
원인	• 뇌의 혈관이 막혀서 발생한다.
주의사항	• 증상이 가벼워도 뇌경색을 일으키는 경우가 있다.
진료과	• 신경외과, 신경내과.

58세의 남성으로, 일을 하던 중 갑자기 오른손에 힘을 줄 수 없게 되었다. 그러다 오른발에도 힘이 잘 들어가지 않자 보통 일이 아니라고 느끼고 구급차를 불러 병원에 왔다.

환자 <u>갑자기 오른손에 힘이 들어가지 않습니다. 펜을 쥘 수도 없어요.</u>
의사 언제부터 그런 증상이 나타났지요?
환자 30분쯤 전에 일하고 있는데 갑자기 그렇게 됐습니다.
의사 왼손은 괜찮으신가요?
환자 네. <u>왼손은 힘을 줄 수 있어요.</u>
의사 다리는 어떠세요?
환자 오른발에도 힘이 들어가지 않습니다.
의사 말씀하시는 데는 지장이 없으신가요?
환자 아니요. <u>혀가 잘 움직이지 않아서</u> 말하기가 힘듭니다.

같은 쪽 손발에 힘이 들어가지 않는 '뇌경색'

평소 '마비된다'라는 말의 의미를 깊이 생각해본 적은 별로 없겠지만, 의학적으로는 '힘이 들어가지 않아 움직이지 않는' 상태를 가리킨다. 특히 '오른손과 오른발' 또는 '왼손과 왼발'처럼 같은 쪽의 손발에 힘이 들어가지 않게 되는 것을 '편측마비'라고 부르는데, 이것은 뇌경색이나 뇌출혈과 같이 생명을 위협할 수 있는 뇌의 장애를 의심하게 하는 중요한 자각증상이라고 볼 수 있다. 이 중에서도 '뇌경색'은 뇌의 혈관이 막혀서 혈액이 흐르지 않게 됨에 따라 뇌세포가 죽어가는 병으로, 다음과 같은 사람에게 일어나기 쉽다.

- 동맥경화가 진행되고 있는 사람.
- '심방세동'이라는 부정맥을 앓고 있는 사람.

동맥경화에 대해서는 이 책에서도 여러 번 언급하고 있는데, 고혈압이나 당뇨병이 있는 사람, 콜레스테롤 수치가 높은 사람, 흡연자 등은 주의해야 한다. 또 '심방세동'이라는 부정맥에 대해서는 260쪽에서 자세히 설명할 것이므로 참조하기 바란다.

전형적인 뇌경색의 증상은 '같은 쪽 손발에 힘이 들어가지 않는' 것이다. 여기에 '저림 증상이 있다', '혀가 잘 움직이지 않는다', '침을 흘린다' 등의 증상도 종종 나타난다.

손발에 힘이 들어가지 않으면 '신경외과'나 '신경내과'로

뇌경색은 증상이 가볍게 나타나는 상태에서 일어날 수 있기에 무서운 병이다. 고혈압이나 당뇨병이 있는 사람, 콜레스테롤 수치가 높은 사람, 흡연자 등은 '손발이 힘이 잘 들어가지 않는다'든가 '아침부터 이유를 알 수 없이 저리는' 자각증상을 느끼면 신경외과나 신경내과가 있는 병원을 찾아가 진찰을 받기 바란다. 물론 '손발에 힘이 들어가지 않아 움직일 수가 없을' 때는 구급차를 부르도록 한다.

| 구급차를 부를 때 상태를 설명하는 예 |

'같은 쪽 손발을 움직일 수가 없다', '혀가 잘 움직이지 않는다' 등의 증상을 알린다.

가족이 부를 경우	① "아침밥을 먹고 있는데 갑자기 젓가락을 떨어뜨리고 쓰러졌어요." ② "본인은 뭔가 말을 하려고 노력하는데, 제대로 말을 못해요."
본인이 부를 경우	① "오늘 아침부터 왠지 모르게 왼손이 저렸는데, 점점 더 손에 힘이 들어가지 않아요." ② "왼발에도 힘이 들어가지 않아서 일어설 수가 없습니다."

● A D V I C E

'오른손과 오른발' 또는 '왼손과 왼발'이 마비되었다면, 뇌에 이상이 있을 가능성이 크다.

손발에 힘이 들어가지 않다가, 저절로 증상이 사라진다 _일과성 뇌허혈 발작

증상	• 같은 쪽 손발에 힘이 들어가지 않다가 금방 괜찮아진다.
원인	• 뇌의 혈관이 막혔다가 다시 혈액이 흐르기 시작한 상태.
주의사항	• 방치해두면 뇌경색을 일으킬 위험이 크다.
진료과	• 신경외과, 신경내과.

65세의 남성으로, 일을 하다가 오른손에 힘이 잘 들어가지 않아 팔을 위로 올릴 수가 없었다. 그런데 10분 정도 지나자 저절로 증상이 사라졌다.

환자 조금 전에 일을 하는데 갑자기 오른손에 힘을 줄 수가 없었습니다.
의사 지금은 힘을 줄 수 있으신가요?
환자 네. 지금은 괜찮습니다. 10분 정도 지나니까 괜찮아졌습니다.
의사 그런 느낌은 처음이셨나요?
환자 아니요. 그리고 보니 열흘쯤 전에도 비슷한 경험을 한 적이 있습니다.
의사 왼손은 아무렇지도 않으셨나요?
환자 그리고 보니 정말 그랬네요. 오른손만 문제가 있었습니다.
의사 다리는 괜찮으셨나요?
환자 오른발에도 힘이 들어가지 않았습니다.

뇌경색의 전조인 '일과성 뇌허혈 발작'

'뇌경색'(236쪽 참조)을 일으키기 전에 그 '조짐'이 되는 증상을 경험하는 경우가 드물지 않다. 그 조짐이란 뇌경색 증상과 비슷한 손발의 마비나 저림이 일시적으로 나타났다가 저절로 사라지는 상태를 말하며, 이것을 '일과성 뇌허혈 발작'이라고 한다.

이 병의 특징은 그 이름 그대로다.

- 일과성 – 대개 수 분~수십 분 동안 일어난다.
- 뇌허혈 발작 – 뇌경색과 비슷한 증상이 나타난다.

손발의 마비나 저림을 느꼈다면 '신경외과'나 '신경내과'로

일과성 뇌허혈 발작은 동맥경화가 진행되고 있는 사람에게 나타난다. 내버려두면 뇌경색을 일으킬 위험이 높으므로 뇌경색이 발병하지 않도록 예방해야 한다.

증상이 저절로 나았다고 해서 안심하지 말고, 반드시 신경외과나 신경내과가 있는 병원을 찾아가기 바란다.

● A D V I C E
일시적인 마비는 뇌경색을 예고하는 신호일지도 모른다!

두 다리에 힘이 들어가지 않아 일어설 수가 없다 _길랭-바레 증후군

증상	• 손끝이나 발끝에서 시작된 마비 또는 저림 증상이 손이나 발 전체로 퍼진다.
주의사항	• 호흡과 관련된 근육이 마비될 수 있기에 매우 위험하다. • 부정맥을 일으킬 때도 있다.
진료과	• 신경내과가 있는 종합병원으로! 가능하면 집중관리실이 있는 큰 병원에 간다.

40세의 남성으로 아침부터 다리에 힘이 들어가지 않는 느낌이 들었다. 점심 무렵에는 일어서기도 힘들어져서 구급차를 불렀다.

환자 다리에 힘이 들어가지 않아 일어설 수도 없습니다.
의사 언제부터 그러셨나요?
환자 오늘 아침에 일어나니까 무릎 아래로 힘이 잘 들어가지 않는 느낌이 들었는데, 그게 점점 심해져서….
의사 힘이 들어가지 않는 발이 오른발인가요, 왼발인가요? 아니면 양쪽 모두인가요?
환자 양쪽 다 그렇습니다.
의사 전에도 이런 느낌을 경험한 적이 있으셨나요?
환자 아니요. 처음입니다.
의사 최근 한 달 사이에 감기에 걸리거나 설사를 하신 적은 없었나요?
환자 그러고 보니 지지난 주에 1주일 정도 설사를 계속했습니다.

적절히 대응하지 않으면 목숨을 잃을 수도 있다

　손발에 마비를 일으키는 신경병으로 알아둘 것이 바로 이 '길랭-바레 증후군'이다. 사람들에게 잘 알려지지 않은 생소한 병이지만, 연령과 성별에 관계없이 누구나 걸릴 수 있다. 적절하게 대응하지 않으면 목숨을 잃을 수도 있으므로 꼭 기억해두기 바란다. 길랭-바레 증후군의 특징적인 진행 과정은 아래의 그림과 같다.

| 길랭-바레 증후군의 진행 과정 |

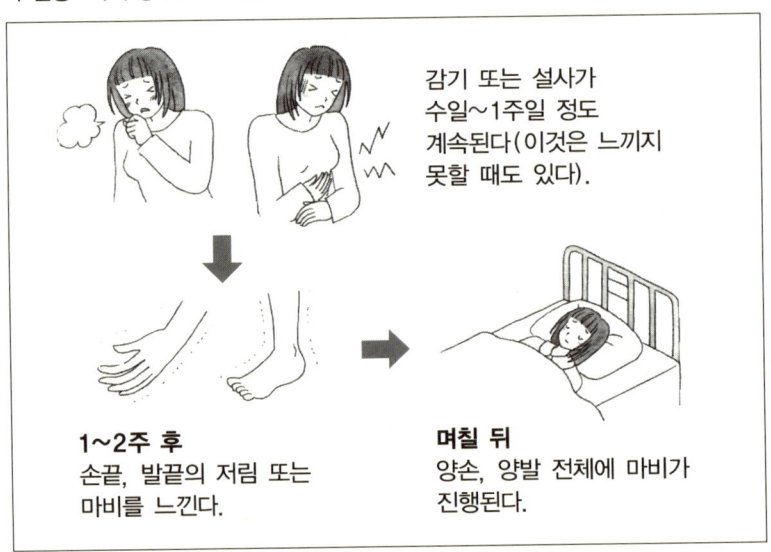

　가장 초기 단계인 '감기'나 '설사'는 느끼지 않는 경우도 있다. 증상이 다양하지만, 그것의 진행 상황을 확인하는 것만으로

도 대개 진단이 가능하다. 대부분의 사람들은 손끝, 발끝이 저리는 증상 정도로는 병원에 가지 않는다. 그 이전에 겪은 감기나 설사 증상이 저리는 것과 관계가 있으리라고는 생각지 못한다. 실제로 병원을 찾게 되는 시기는, 몸에 힘이 들어가지 않게 되었을 때, 특히 양발에 힘이 들어가지 않아 걷지 못하게 되었을 때가 많다. 길랭-바레 증후군은 저림보다는 마비(힘이 들어가지 않는다) 증상이 강하게 나타나는 병이다.

길랭-바레 증후군이 의심되면 '신경내과'가 있는 종합병원으로

이 병은 손발 이외의 여러 가지 신경에도 장애를 일으킨다. 무엇보다 가장 큰 문제는 호흡을 하기 위한 근육이 마비되는 것이다. 당연히 생명을 잃을 수도 있다. 이 외에도 자율신경에 장애가 와서 혈압이 크게 변한다든가 부정맥을 일으킬 때도 있다.

올바르게 대응하면 치료가 가능하지만, 안타깝게도 후유증이 남는 경우도 있다. 손끝이나 발끝에서 시작된 저림 또는 마비 증상이 며칠 사이에 손이나 발 전체로 퍼졌을 때는 즉시 신경내과가 있는 종합병원을 찾아가자.

● A D V I C E
이 병은 감기나 설사 뒤에 손발이 마비되는 특징이 있다.

자각증상

18

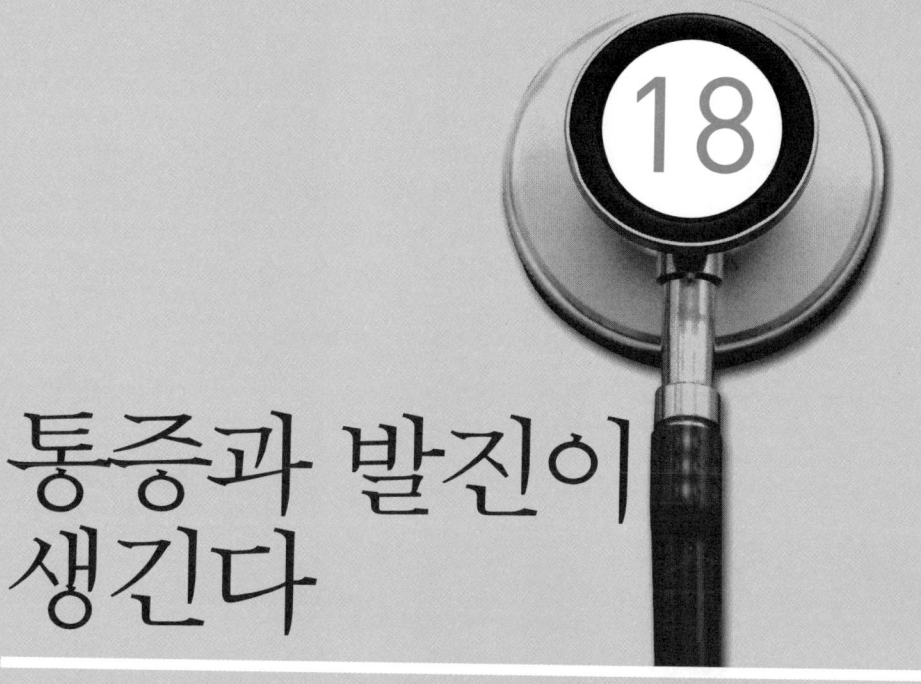

통증과 발진이 생긴다

대상포진 | 통증을 동반한 발진이 돋는다

통증을 동반한
발진이 돋는다 _대상포진

증상	• 신경이 지나가는 길을 따라 통증을 느끼고 발진이 생긴다.
원인	• 수두 바이러스가 몸속에 남아 있다가 체력이 약해졌을 때 다시 활동을 시작하면서 발병한다.
주의사항	• 먼저 통증만 느끼다가 얼마 후에 발진이 나는 경우도 종종 있다.
진료과	• 피부과. • 통증이 오래갈 때는 통증클리닉에 간다.

60세의 남성으로 이틀 전부터 오른쪽 옆구리에 통증을 느꼈지만 계속 참았다. 그러다가 아픈 부위에 발진이 난 것을 발견하고 병원을 찾았다.

환자 오늘 아침에 보니 옆구리에 좁쌀 같은 게 나 있어서요.
의사 좀 보여주시겠습니까? (발진을 확인한 후) 혹시 따끔따끔한 통증은 없으신가요?
환자 그저께부터 여기가 많이 아파서 병원에 가려고 했는데, 여기에 두드러기가 나는 걸 보고 피부과로 왔습니다.

신경이 지나가는 길을 따라 통증과 발진이 일어난다

피부병에 관한 증상이라고 하면 보통 '가려움'을 떠올리게 되는데, 신경통을 느끼는 특수한 피부병이 있다. '대상포진'이라는 병으로, 주위에서 흔히 볼 수 있는 병이므로 알아두면 좋을 것이다.

대상포진은 어린 시절에 걸렸던 수두 바이러스가 몸속에 남아 있다가 체력이 약해졌을 때 다시 활동을 시작해서 발병한다. 이 바이러스는 신경을 통해 움직이기 때문에 신경이 지나가는 길을 따라, 다음과 같은 대표적인 두 가지 특징을 보인다.

- 신경통을 느낀다.
- 발진이 난다.

| 대상포진의 예 |

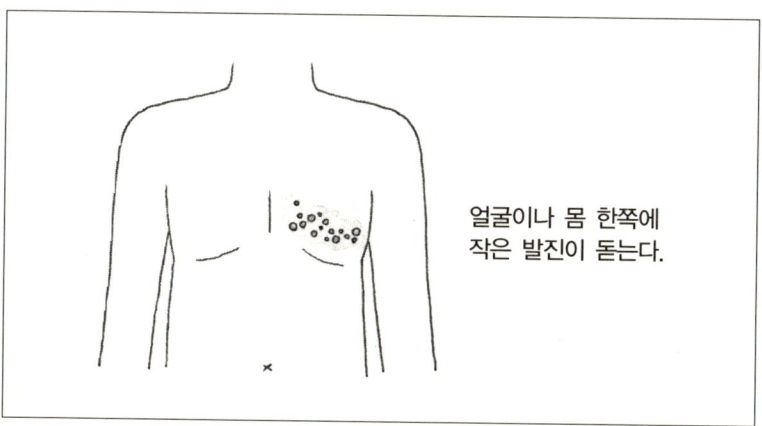

얼굴이나 몸 한쪽에 작은 발진이 돋는다.

사람의 신경은 오른쪽과 왼쪽이 따로 작용하기 때문에 몸의 좌우 중 한쪽으로 띠 모양의 작은 발진이 모여 있는 것을 볼 수 있다(247쪽의 그림 참조). 얼굴에 발진이 생기는 경우도 있다.

통증의 정도는 다양해서, 참을 수 없을 만큼 아플 수도 있다. 발진이 사라진 뒤에도 통증이 가라앉지 않는 경우도 드물지 않다.

'통증+발진'이 나면 '피부과'로

발진이 돋으면 그 피부를 보고 진단이 가능하지만, 통증만 먼저 느끼고 어느 정도 시간이 지난 다음에 발진이 생기는 경우엔 진단하기가 매우 어렵다. 때로는 심한 통증에 놀라서 내시경이나 CT 등의 검사를 받을 때도 있다.

통증만 있는 시기에 대상포진에 걸린 사실을 깨닫기는 힘들겠지만, 적어도 '통증+발진'이라는 증상이 나타났을 때는 즉시 피부과를 찾아가 진찰을 받자. 빨리 치료를 시작해야 하는 병이기 때문이다. 만약 발진이 사라진 뒤에도 통증이 계속될 때는 통증클리닉에 가보는 것도 좋을 것이다.

● A D V I C E
통증을 느끼는 특수한 유형의 피부병이지만, 일상에서 흔히 접할 수 있는 병이다.

자각증상

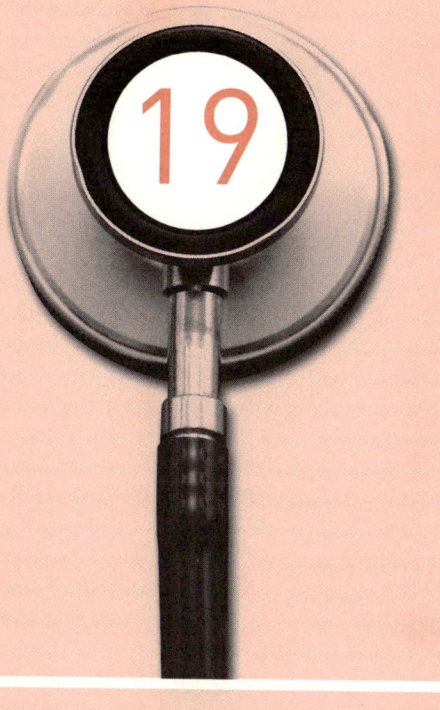

19

잠을
잘 수 없다

우울증 | 이른 새벽에 눈이 떠지고, 그 뒤로 잠을 이루지 못한다

이른 새벽에 눈이 떠지고, 그 뒤로 잠을 이루지 못한다 _우울증

증상	• 아침 일찍 눈이 떠지고 잠을 잘 수가 없다. • 계속 기분이 침울하고 만사에 흥미가 없으며 성욕이 사라진다. • 두통, 요통, 피로감 등 다양한 증상.
주의사항	• 특별한 병이 아니라 누구에게나 나타날 수 있다.
진료과	• 정신과, 신경정신과.

28세의 남성으로 반년 정도 전부터 아침에 알람시계가 울리기 전에 눈을 뜨게 되었다. 최근 들어 너무 일찍 눈이 떠지고 잠이 안 와서 고통스러워하고 있다.

환자 요즘 잠을 못 자서 괴로워요.
의사 언제부터 그러셨죠?
환자 반년 정도 됐습니다.
의사 잠들 수가 없는 건가요, 아니면 눈이 일찍 떠지는 건가요?
환자 <u>눈이 일찍 떠져요.</u>
의사 몇 시쯤 눈이 떠지나요?
환자 새벽 3시에서 4시 정도요.
의사 그 뒤에 다시 잠을 잘 수 있나요?
환자 아니요. 아침까지 계속 못 자요.

특별한 병이 아니라 누구나 겪을 수 있는 '우울증'

'우울증'은 자살의 가능성도 있는 매우 위험한 증상이다. 현재 교통사고로 사망하는 사람보다 자살로 목숨을 끊는 사람이 많다는 사실을 유념해야 할 것이다. 우울증은 누구에게나 나타날 수 있다. 결코 남의 일이 아니라는 얘기다.

아침 일찍 눈이 떠진다면 우울증일 가능성이 있다

우울증은 '아침 일찍 눈이 떠지는' 매우 특징적인 수면 장애, 즉 조조(早朝) 각성을 일으킬 때가 많다. 몸이 굉장히 피곤하고 수면 시간도 부족한데, 이상하게 아침 일찍 눈이 떠지는 것이다. 조금 더 자고 싶어도 잠이 오지 않고, 머릿속에서 여러 가지 생각이 맴돌아 괴로운 시간을 보내게 된다. 그렇게 우울한 기분인 채로 하루가 시작된다.

이 외에 우울증의 대표적인 증상으로는 다음과 같은 것이 있다.

- 기분이 계속 침울하다.
- 만사에 흥미가 없다.
- 성욕이 사라진다.

우울증을 앓으면 두통, 요통, 피로감 등 다양한 증상이 나타나기 때문에 여러 병원을 전전하며 계속 치료를 받는 경우가 많다.

| 우울증의 증상 |

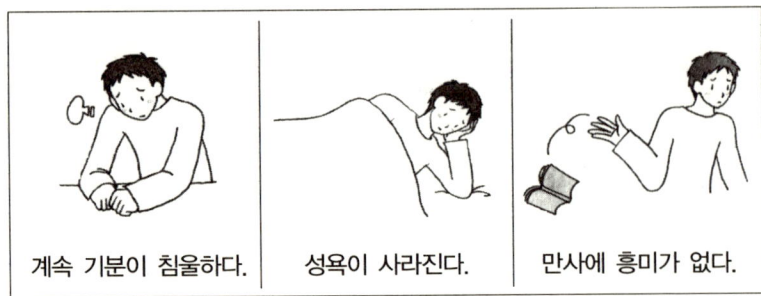

계속 기분이 침울하다. | 성욕이 사라진다. | 만사에 흥미가 없다.

우울증이 의심되면 '정신과'나 '신경정신과'를 찾아가자

흔히 '우울증은 마음의 감기'라고 한다. 그러나 사실은 '우울증은 마음의 중증 폐렴'이다. 생명을 잃을 수도 있고 치료에 긴 시간이 걸릴 때가 많기 때문이다.

몸은 피곤한데 아침 일찍 눈이 떠지고 잠이 오지 않는다든가 왠지 기분이 자꾸 가라앉을 때는 망설이지 말고 정신과나 신경정신과를 찾아가 상담을 받기 바란다. 요즘에는 다양한 치료법이 나와 있다. 감기로 병원에 가는 사람이 많듯이, 우울증이 심각하게 진행되기 전에 '뭔가 기분이 개운하지 않은' 정도일 때도 가벼운 마음으로 전문가에게 도움을 받을 수 있는 환경이 되었으면 하는 바람이다.

● A D V I C E
아침 알람시계가 울릴 때까지 잠잘 수 있는 것은 사실 행복한 일이다.

자각증상

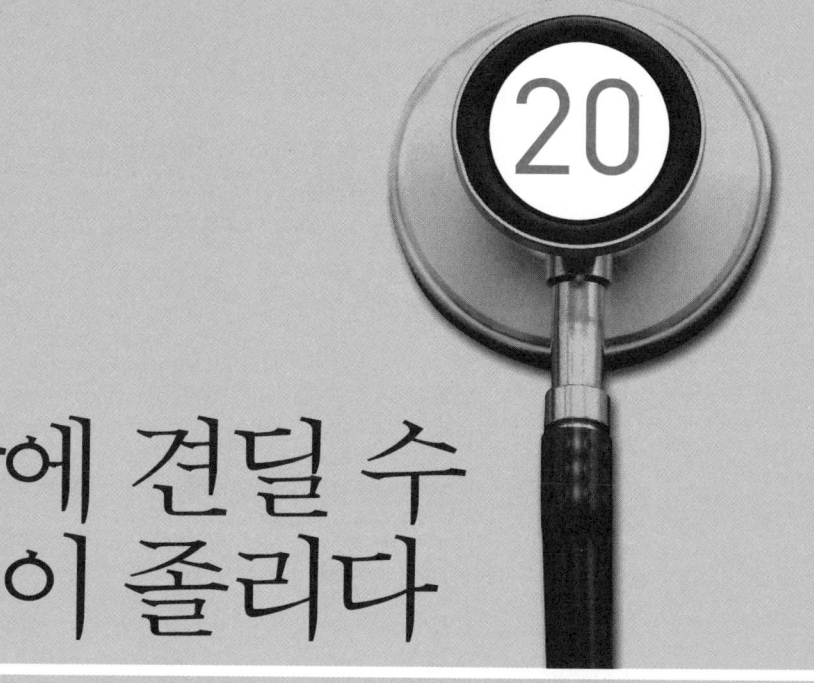

20

낮에 견딜 수 없이 졸리다

수면무호흡증후군 | 수면 시간은 충분한데 낮에 몸이 피곤하다

수면 시간은 충분한데 낮에 몸이 피곤하다 _수면무호흡증후군

증상	• 수면 시간은 충분한데 푹 잤다는 느낌이 들지 않고, 낮에 졸리고 피곤하다.
주의사항	• 방치하면 심근경색이나 뇌졸중을 일으킬 위험이 크다.
금기사항	• 수면제나 술은 역효과.
진료과	• 호흡기내과, 이비인후과.

45세의 남성으로 1년 정도 전부터 이유를 알 수 없이 몸이 피로해서 고민하고 있다. 같이 자는 아내로부터 "잠을 잘 때 숨을 쉬지 않는다."라는 말을 듣고 병원에 왔다.

환자 아내가 그러는데, 제가 잠잘 때 숨을 쉬지 않는 것 같다고 합니다.
의사 그걸 언제 알았다고 하시지요?
환자 최근에 알게 된 모양입니다.
의사 몇 초 정도 숨을 멈춘다고 하시던가요?
환자 그것까지는 물어보지 않았습니다.
의사 코를 고는 편이신가요?
환자 최근에 심해진 듯합니다. 갑자기 살도 찌고….
의사 낮에 많이 졸리지는 않으세요?
환자 졸리다기보다는 몸이 너무 고단하고 피곤합니다. 잠은 충분히 자고 있는데….

심근경색이나 뇌졸중으로 진행될 수 있는 '수면무호흡증후군'

'잠을 충분히 자고 있는데 아침에 일어났을 때 푹 잤다는 느낌이 들지 않는다.' 이런 날이 계속된다면 단순히 피로와 스트레스가 쌓여서 그런 게 아니라, '수면무호흡증후군'이라는 병 때문인지도 모른다. 자고 있는 동안 몇 번이나 숨이 멈추기 때문에 숙면을 취했다는 느낌이 들지 않는 것이다.

중년에서 노년 사이의 살찐 사람에게서 흔히 나타나는 병이다. 그냥 내버려두면 '심근경색'이나 '뇌졸중'이 될 위험이 높다고 알려져 있기 때문에 치료를 서둘러야 한다.

수면무호흡증후군의 특징은 잠을 충분히 잤는데도 불구하고, 다음과 같은 증상이 나타난다(아래 그림 참조).

| 수면무호흡증후군의 특징 |

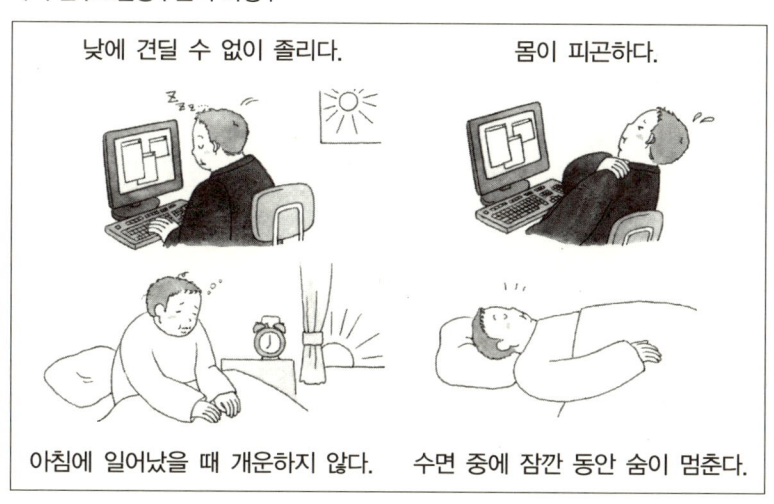

- 낮에 견딜 수 없이 졸리다.
- 몸이 피곤하다.
- 아침에 일어났을 때 개운하지 않다.

수면무호흡증후군이 의심되면 '호흡기내과'나 '이비인후과'로

숙면을 취했다는 느낌이 들지 않는다고 해서 자기 전에 수면제를 먹거나 술을 마시면 오히려 수면 시에 숨 쉬지 않는 증상이 악화되므로 좋지 않다(아래 그림 참조).

충분히 잠을 자는데 낮에 졸려서 견딜 수가 없는 경우에는 수면무호흡증후군일 가능성이 있다. 즉시 호흡기내과나 이비인후과를 찾아가 진찰을 받아보기 바란다.

| 수면무호흡증후군일 때 삼가야 할 행동 |

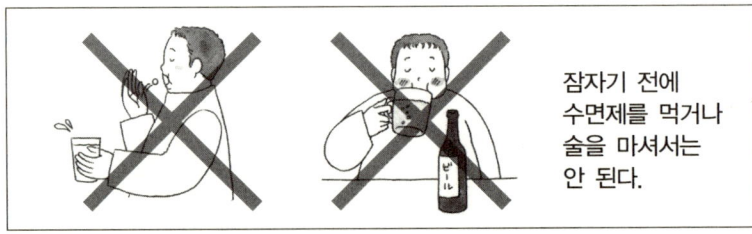

잠자기 전에 수면제를 먹거나 술을 마셔서는 안 된다.

● A D V I C E
피로나 스트레스 탓으로 돌리지 말고, '무슨 병이 있는 것은 아닐까?'라고 생각하는 것도 중요하다.

자 각 증 상

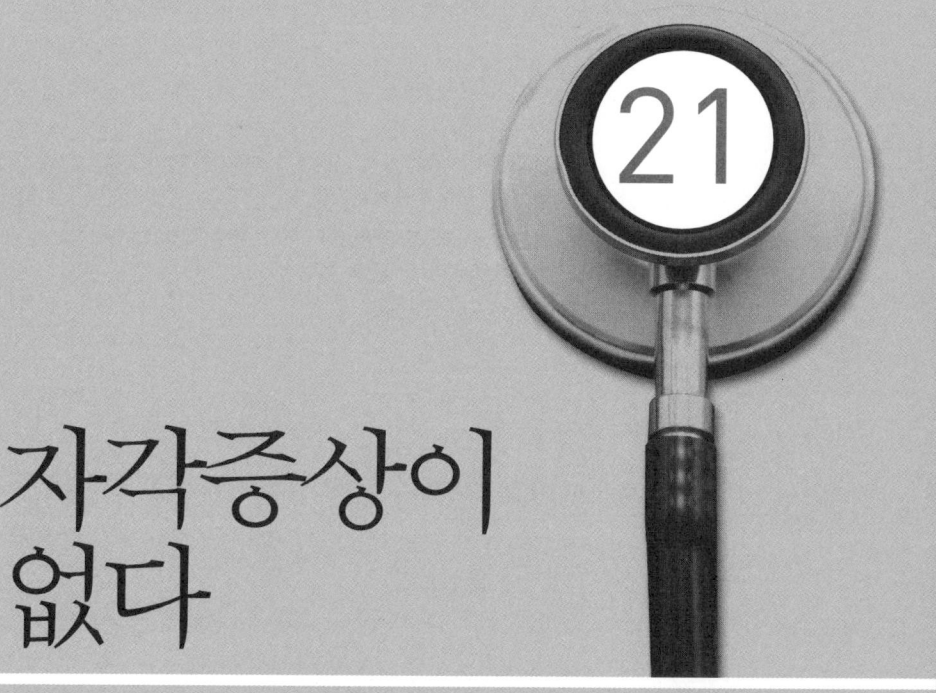

자각증상이 없다

폐암 | 건강진단에서 '폐에 그림자가 있다'고 들었다
심방세동 | 건강진단에서 '부정맥이 있다'고 들었다
대장암 | 건강진단에서 '변에 피가 섞여 있다'고 들었다
브루가다 증후군 | 갑자기 의식을 잃었다

건강진단에서 '폐에 그림자가 있다'고 들었다 _폐암

발견 경위	• 건강진단 시 흉부 X선 사진에서 그림자가 있다고 지적받았는데, CT 검사로 확실해졌다.
주의사항	• 기침이나 가래 등의 증상이 나타나 병원에 갔을 때는 이미 손쓰기에 늦어버린 경우도 있다.
진료과	• 호흡기내과, 흉부외과.

57세의 여성으로 직장에서 매년 건강진단을 받고 있는데 특별한 이상은 없었다. 그런데 올해 건강진단에서 흉부 X선 촬영 결과에 이상이 있다는 이야기를 들었다.

환자 건강진단을 받았는데, X선 검사 결과에 이상이 있다고 해서 왔어요.
의사 흉부 X선 촬영 말씀이신가요?
환자 네. CT를 찍어보라는 지시 사항이 적혀 있었어요.
의사 그때 담당 의사가 뭐라고 했는지 혹시 기억이 나시나요?
환자 네. 왼쪽 폐에 결절(結節) 그림자가 보인다고 했어요.
의사 기침이라든가, 가래라든가, 뭔가 마음에 걸리는 증상은 없으세요?
환자 그런 건 전혀 없어요.

건강진단은 암의 조기 발견, 조기 치료의 기회

잘 알다시피 '암'은 목숨을 잃는 경우가 많은 무서운 병이다. 이런 병은 애초에 걸리지 않도록 평소 주의를 기울여야 한다. 만약 병에 걸렸을 때는 되도록 빨리 적절하게 대응하는 것이 중요하다. 그런 의미에서 건강진단은, 병원을 찾을 여유가 없는 직장인들이 1년에 한 번 회사의 눈치를 보지 않고 정기적으로 자신의 건강 상태를 확인할 수 있는 좋은 기회라고 할 수 있다.

자각증상이 나타나기 전에 발견하는 것이 바람직한 '폐암'

'폐암'은 자각증상이 나타나기 전에 찾아내야 하는 병이다. 기침이나 가래 등의 증상으로 병원을 찾았을 때는 이미 손을 쓸 수 없는 상태에 이른 경우가 많기 때문이다. 건강진단 시 촬영한 흉부 X선 사진에서 폐에 이상한 그림자가 있다는 지적을 받았다면, 호흡기내과나 흉부외과가 있는 병원에 가서 반드시 흉부 CT 촬영을 받기 바란다. 흉부 X선 사진에서는 이상 여부를 구분하기 어려운 그림자도 정밀도가 높은 CT 검사를 통해 정확히 판단할 수 있기 때문이다.

● A D V I C E
건강진단에서 흉부 X선 사진에 어떤 이상이 있다는 지적을 받으면, 지체하지 말고 흉부 CT 촬영을 받아보자.

건강진단에서 '부정맥이 있다'고 들었다 _심방세동

발견 경위	• 건강진단에서 부정맥이 있다고 지적받았다.
원인	• 고혈압, 심장 판막의 이상 등.
주의사항	• 혈전(혈액덩어리)이 어떤 이유에 의해 심장에서 나와 뇌혈관을 막으면 뇌경색을 일으킨다.
진료과	• 순환기내과.

62세의 남성으로 회사에서 받은 건강진단 결과 부정맥이라는 이야기를 들었다. 자각증상은 전혀 없지만 의사의 말이 마음에 걸려 병원을 찾았다.

환자 건강검진에서 부정맥이라는 말을 듣고 신경이 쓰여서요.
의사 어떤 부정맥이라고 하던가요?
환자 이름은 어려워서 기억이 안 나지만, 이대로 있다가는 뇌경색을 일으킬지도 모른다고 들었습니다. 부정맥이라는 게 뇌와 관계된 건가요?
의사 글쎄요…. '심방세동'이라는 부정맥이라면 뇌와 큰 관계가 있습니다.
환자 아, 맞아요! 그렇게 들은 것 같아요.

부정맥과 뇌경색의 밀접한 관계

'부정맥과 뇌경색'이라고 하면 의외의 조합이라고 생각할지도 모르지만, 심장에 있는 부정맥이 원인이 되어 뇌경색을 일으키는 일은 결코 드문 현상이 아니다. 지금 소개하는 '심방세동'은 뇌경색을 일으킬 가능성이 있는 부정맥이다. 나이가 많은 사람에게 흔히 나타나는 병이므로 기억해두기 바란다.

심방세동이 일으키는 '경색(梗塞)'

심방세동이 일어난 심장은 심방(심장에 있는 네 개의 방 가운데 위쪽에 있는 좌우의 두 개)이 수축되지 않고 가늘게 떨리는 상태가 된다. 그래서 '심방세동(心房細動)'이라고 부른다. 수축되지 않는 심방 속에서는 혈액이 머물게 되어 혈전, 즉 혈액덩어리가 만들어질 가능성이 높아진다. 그 혈액덩어리가 어떤 이유로 심장 밖으로 나와서 뇌혈관을 막으면 뇌경색을 일으키게 된다(262쪽의 그림 참조).

사실 심방세동은 신체의 어느 부위에서 경색을 일으킬지 알 수 없다. 그중에서도 뇌경색은 생명의 위험이 있으며, 목숨은 건졌다 해도 손발에 마비 증상이 남을 수 있다.

심전도 검사에서 심방세동을 지적받았다면 '순환기내과'로

건강진단의 심전도 검사에서 심방세동이라는 말을 들었다면

| 심방세동과 뇌경색의 관계 |

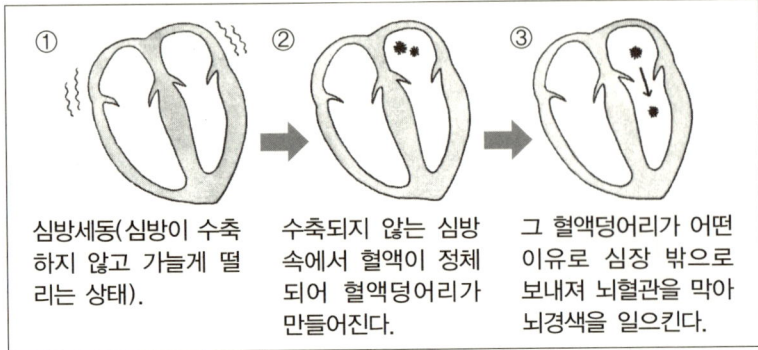

특별한 자각증상이 없다고 방치하지 말고 반드시 순환기내과를 찾아가보기 바란다. 뇌경색을 예방하는 '와파린®'이라는 약을 먹어야 하기 때문이다.

그런데 이 와파린®에 대해 한 가지 알아둬야 할 점이 있다. 이 약은 비타민 K의 활동을 억제해 혈액덩어리가 생기지 않도록 작용한다. 따라서 와파린®을 먹는 사람은 낫토나 클로렐라, 녹즙 등 비타민 K가 풍부한 음식을 먹어서는 안 된다. 약의 효과가 떨어지기 때문이다. 와파린®을 복용하면서 건강에 좋다는 이유로 녹즙을 마시는 환자를 보게 되는데, 주의가 필요하다.

● A D V I C E
심방세동은 고령자에게는 매우 흔한 부정맥이기 때문에 앞으로 점점 더 증가할 것으로 보인다.

건강진단에서 '변에 피가 섞여 있다'고 들었다 _대장암

발견 경위	• 성인병 검진이나 건강진단 때 실시한 대변검사에서 변 속에 혈액이 섞여 있다고 지적받았다.
주의사항	• '치질'로 오인하기 쉽다. • 비데가 부착된 변기를 사용하면 출혈을 발견하기가 어렵다.
진료과	• 소화기내과, 일반외과, 대장항문과.

52세의 남성으로 40세부터 회사에서 하는 건강진단 때 대변검사를 받고 있다. 올해 건강진단에서 변에 이상이 있다는 결과가 나와서 병원을 찾았다.

환자 건강진단에서 변에 이상이 있다는 말을 들었습니다.
의사 변에서 혈액이 섞여 나왔군요.
환자 네.
의사 원래 치질이 있지는 않으셨나요?
환자 아니요.
의사 최근에 변비가 잦다든가 변을 볼 때 통증이 있지는 않으셨나요?
환자 아니요. 전혀 없었습니다.
의사 변에 피가 묻어 나온 적은 없으셨고요?
환자 그런 적도 없습니다.

변에 혈액이 섞여 있다면 대장암일 가능성이 있다

성인병 검진이나 건강진단에서 대변검사를 하는 목적은 대변 속의 혈액 반응을 보기 위해서다. 변 속에 혈액이 섞여 있으면 '대장암'일 가능성이 있기 때문이다. 대장암은 최근 들어 눈에 띄게 증가하고 있다. 조기에 발견하면 치료가 가능한 병이기 때문에 조금이라도 일찍 발견하는 것이 중요하다.

'치질'로 오인하기 쉽다

대장암에 관해서는 주의할 점이 두 가지가 있다.

첫 번째 주의점은 대장암을 치질로 잘못 알고 간과할 수 있다는 것이다. 건강진단 결과 변에서 혈액이 검출되었다고 하거나 본인이 혈변을 발견했음에도 '치질 때문에 생긴 출혈'이라고만 생각하는 것이 문제다. 실제로 나중에 알고 보니 대장암이었다는 사례가 종종 있다.

치질을 앓고 있는 사람이 많은 것은 사실이지만, 자가진단은 위험하다. 건강진단에서 지적을 받거나 혈변을 발견했을 때는 꼭 병원을 찾아가기 바란다.

비데를 계속 사용할 경우 출혈을 발견하기가 어렵다

또 하나는 비데의 사용이 늘어난 점을 들 수 있다. 개인적인 생각이지만, 항문 세정기능이 설치된 변기만 사용하는 사람은 혈변이 나오는지를 알지 못해서 대장암의 발견이 늦어질 가능성이 있지 않을까 우려된다. 평소 비데를 사용하고 있어 혈변이 있는 것을 모르고 있다가 여행을 가거나 외부에 있는 화장실을 이용하다 출혈을 발견한 사례를 최근 들어 접하기 시작했기 때문이다. 항상 비데가 설치된 변기만 사용하는 사람은 적어도 40세를 넘기면 매년 종합건강검진을 하면서 대변검사를 받기 바란다.

혈변을 발견하거나 변에서 혈액이 검출되었다는 진단 결과를 받으면 소화기내과, 일반외과, 대장항문과에 가도록 한다.

| 대장암의 주의점 |

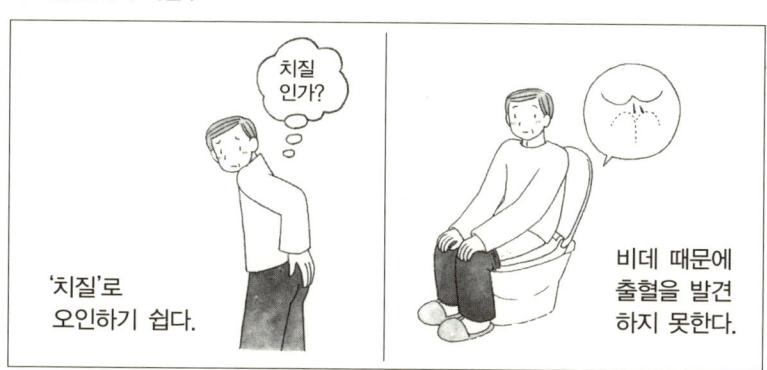

● A D V I C E
혈변을 발견하거나 건강검진에서 지적을 받았다면 자가진단은 위험하다. 반드시 병원을 찾아가자.

갑자기
의식을 잃었다 _브루가다 증후군

발견 경위	• 아무것도 하지 않는데 정신을 잃었다. • 증상이 없는데도 심전도 검사에서 이 병이 발견될 때가 종종 있다.
원인	• 정확한 원인은 알 수 없다.
주의사항	• 젊은 남성이 이유 없이 정신을 잃었을 때는 브루가다 증후군일 가능성이 있다.
진료과	• 순환기내과.

31세의 남성으로 1주일 전에 30초 정도 의식을 잃는 발작을 경험했다. 걱정을 하는 아내의 재촉으로 병원에 왔다.

환자 1주일 전 밤에 아무것도 안 했는데 정신을 잃었습니다.
의사 그때 금방 정신이 돌아왔나요?
환자 네. 30초 정도 있다가 정신을 차렸다고 해요.
의사 그 뒤로는 아무 일도 없었다는 말씀이군요.
환자 네.
의사 건강진단에서 심전도에 이상이 있다는 얘기는 못 들으셨나요?
환자 아, 뭔가 들었던 것 같아요. 의심이 가는 부분이 있으니까 병원에서 검사를 받아보라고 했던 기억이….

건강한 사람이 갑자기 심장 발작으로 목숨을 잃는 병

아마도 '브루가다 증후군'에 대해 들어본 사람은 별로 없을 것이다. 이 병이 자세하게 알려진 것은 아주 최근의 일이다. 지금까지 원인을 알 수 없었던 '수면 중 급사'나 '젊은 사람이 갑자기 심장 발작으로 사망하는' 사례의 대부분이 이 병에 의한 것으로 생각되고 있다. 건강하게 활동하던 사람이 갑자기 심장 발작을 일으켜 목숨을 잃는 것이다.

이 브루가다 증후군은 여성에게서는 찾아보기 드물고, 주로 20~50대의 남성이 이 병에 의해 돌연사할 위험이 높다. '전날까지만 해도 활기가 넘치던 남성이 아침에 일어나지 않아서 침실로 가보니 이불 속에서 싸늘히 죽어 있었다.'라는 이미지를 가지고 있는 병이다.

자각증상이 거의 없고, 심전도 검사에서 발견된다

브루가다 증후군은 심전도 검사에서 특징적인 이상 패턴의 파형을 나타낼 때가 많다. 때문에 증상이 전혀 없는 상태에서 건강진단을 받다가 심전도 검사를 통해 발견될 때가 종종 있다.

만약 자각증상이 있다고 한다면 '정신을 잃는' 것이다. 심장에 발작이 일어나는 동안은 뇌에 혈액이 공급되지 않기 때문에 실신하고 마는 것이다. 심장 발작이 저절로 멈추면 잠시 후 정신을 되찾지만, 그대로 발작이 계속되면 목숨을 잃게 된다.

현재 브루가다 증후군에 대한 치료는 심장 발작이 일어났을 때 그 발작을 멈추게 하는 장치를 몸속에 이식하는 방법이 있다. 이 경우 일상생활에 제약이 있을 수도 있기 때문에 의사와 충분히 상의한 다음 결정할 필요가 있다.

생명을 잃을 수 있는 병이므로 반드시 '순환기내과'를 찾아가자

젊은 남성이 이유 없이 정신을 잃었을 때는 브루가다 증후군일 가능성이 있다. 반드시 순환기내과를 찾아가 진찰을 받기 바란다. 또 건강진단에서 브루가다 증후군의 가능성이 있다는 말을 들었을 때도 마찬가지다.

다만 여기서 기억해둬야 할 점은, 실제로 브루가다 증후군인 사람은 '브루가다 증후군의 가능성이 있다.'라고 지적을 받은 사람 중에도 극히 일부라는 사실이다. 브루가다 증후군은 목숨을 잃을 수도 있는 병이기 때문에 건강진단에서는 조금만 의심이 가도 이러한 판정을 내릴 수밖에 없음을 이해해주기 바란다.

● A D V I C E
지금까지 들어보지 못한 병일 수도 있겠지만, 돌연사할 위험성이 있는 중대한 병이다.

🔍 맺음말

'병(病)'이라는 브레이크를 잘 다루면
인생 드라이브를
더 멋지게 즐길 수 있다

— 지은이 **안도 미쓰루**

　병에 걸리는 것은 누구의 탓도 아니다. 내가 어렸을 때 한동안 'OO이라는 화학조미료를 먹으면 머리가 좋아진다.'라는 소문이 돌았다. 지금은 돌아가고 안 계신 나의 부모님은 내가 먹는 음식에 그 화학조미료를 자주 뿌려주셨다. 그런데 언제부터인가 그 조미료가 몸에 나쁘다는 이야기가 나왔다. 만약 그것이 정말로 몸에 해로운 것이었다고 해도 나는 부모님을 원망할 생각은 조금도 없다. 자식의 머리가 좋아지기를 원하셨던 그분들의 마음을 알기 때문이다.

이처럼 과거에는 검증되지 않은 상식이나 건강 정보들이 숱하게 많았다. 시대가 좋아지고 의학 기술이 발전했지만 이는 요즘도 마찬가지다. 아니, 인터넷의 등장으로 잘못된 건강 상식이 더욱 활개를 치는 것 같다.

그러나 조금만 주의를 기울이면 잘못된 정보인지, 믿을 만한 정보인지는 어느 정도 식별할 수 있다. 정확한 의학 상식은 무엇보다도 병에 맞닥뜨렸을 때 큰 힘을 발휘한다. 한데 건강에는 관심이 높으면서도 막상 병에 대처하는 방법에는 어두운 사람들이 많다. 몸에 이상 신호가 느껴지면 증세가 악화되기 전에 적절하게 치료하는 것이 최선이다. 그럼에도 불구하고 자신의 몸이 심각한 상태인지 아닌지 제대로 아는 환자는 드문 것 같다. 병원에 가려고 해도 어느 진료과를 찾아가야 하는지 '몰라서' 어려움을 겪는 경우도 많이 보아왔다. 이러한 이유로, 병에 대한 정보와 적절한 대처법을 알기 쉽게 안내하고 싶다는 생각에서 그간의 진료 경험을 바탕으로 하여 책을 쓰게 되었다.

건강과 질병을 자동차에 비유하자면 '건강=액셀러레이터', '질병=브레이크'와 같다. 건강은 우리의 일상생활을 점점 가속

시켜준다. 그와 반대로 질병은 우리의 생활을 종종 감속시킨다. 질병을 인생의 브레이크라고 생각해보면, 우리 인간이 병을 완전히 피하고 사는 것은 불가능하다는 사실을 깨달을 수 있다. 이 세상에 브레이크가 달려 있지 않은 자동차는 없기 때문이다.

지금까지 의료 현장에서 함께 일해온 분들과, 이 책을 집필하는 데 도움을 주신 모든 분들께 진심으로 감사드린다. 아내와 딸에게도 감사의 말을 전하고 싶다. 두 사람의 적극적인 협조가 없었다면 이 책은 나오지 못했을 것이다.

모쪼록 이 책을 통해 독자 여러분이 액셀러레이터와 브레이크를 적절히 다뤄서 인생이라는 드라이브를 멋지게 즐길 수 있기를 기원한다.

부록

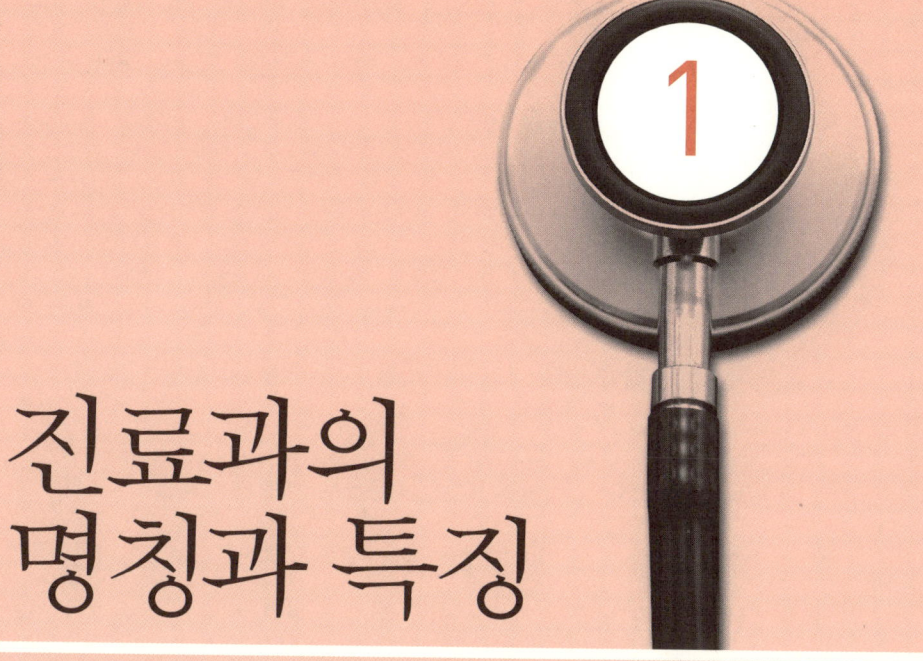

진료과의
명칭과 특징

이 책에 나온 진료과의 명칭과 일반적인 특징을 간단히 설명했다. 진료과 명과 진료 영역은 각 의료기관마다 다를 수 있으므로, 의료기관에 갈 때는 먼저 그곳에 문의를 하기 바란다.

내과

내과는 병에 걸렸거나 가벼운 부상을 입었을 때 환자가 제일 먼저 찾아가는 진료과다. 병이나 부상의 원인을 판단해 초진을 온 환자가 가장 적절한 치료를 받을 수 있게 하기 위해 진찰을 한다. 감기나 복통, 두통, 가벼운 외상 등 빈도가 높은 흔한 병이나 부상은 내과 의사가 치료하지만, 다른 진료과에서 진찰을 받아야 한다고 판단될 경우에는 그 전문과를 소개한다.

외과

외과는 수술을 통해 병이나 부상을 치료하는 진료과다.

종합진료과

종합진료과는 장기나 병에 초점을 맞춰 진료하는 것이 아니라, 특별한 전문진료과를 정하기 어려운 환자나 여러 가지 건강 문제를 가지고 있는 환자를 진찰해 각 전문과와 연계하면서 치료를 진행한다.

두통외래

두통외래는 두통 전반에 대해 진단 또는 치료를 하고, 증상에 따라 적절한 진료과나 병원을 소개하는 두통전문 진료과다. 두통외래에서 진료하는 의사의 전문 분야는 신경내과나 신경외과, 내과, 정신과, 통증클리닉 등 다양하다. CT나 MRI, SPECT 같은 최신 의료기기를 구비하고 있어 더욱 정밀한 검사를 받을 수 있다.

신경내과

신경내과는 뇌나 척수, 말초신경, 근육의 병을 진단하는 진료과다. 몸을 움직이거나, 뜨거움·차가움 등을 느끼거나, 생각하고 기억하는 것이 잘 안 될 때는 신경내과에서 진찰을 받을 필요가 있다. 신경내과에 가야 하는 증상에는 '저리는 증상이 사라지지 않는다', '힘이 들어가지 않는다', '걷기가 힘들다', '휘청거린다', '근육이 당긴다', '경련이 일어난다', '가슴이 멘다', '말이 잘 나오지 않는다', '사물이 두 개로 보인다', '두통이 난다', '손발이나 몸이 멋대로 움직인다', '건망증이 있다', '의식장애가 있다' 등이 있다.

신경외과

신경외과는 뇌, 척수, 말초신경계, 혈관, 뼈, 근육 등을 포함한 신경계 전반의 질환 중에서 주로 외과적인 치료(수술을 통한 치료)의 대상이 되는 질환에 대해 진단·치료하는 진료과다. 의학이 발전함에 따라 예전에는 신경외과에서 다루지 않았던 병들이 수술을 통해 치료가 가능해지고 있다.

응급의학과

응급의학과는 일반외래나 야간외래, 휴일외래와는 달리 긴급도나 중증도가 높은 환자를 우선적으로 진료하는 과다. 긴급 치료나 긴급 수술이 필요한 환자에 대해 초기 진료에서 신속하고 원활하게 전문 치료로 연결시켜준다.

순환기내과

혈액을 온몸에 순환시키는 시스템을 '순환계'라고 부르며, 혈액을 온몸에 보내는 역할을 하는 심장, 혈액을 운반하는 혈관 등을 '순환기'라고 부른다. 심장이나 혈관 같은 순환기의 기능이 나빠지거나 정상적으로 작동하지 않는 것이 순환기 질환이다. 순환기내과는 주로 협심증, 심근경색, 심장판막증, 심근증, 부정맥 같은 심장의 병과 대동맥, 폐동맥 및 말초혈관의 병, 고혈압을 진단·치료한다.

신경정신과

신경정신과는 신체 질환 중 발병과 경과에 심리적·사회적 원인이 관여하는 병인 심신증(心身症)을 주로 진료하는 과다. 신체적인 면뿐만 아니라 심리적인 면, 사회적인 면도 포함한 종합적인 진료를 실시한다.

혈액종양내과

혈액종양내과는 혈관 속을 흐르는 혈액의 이상, 그 혈액을 만드는 골수의 이상, 림프샘의 이상, 출혈을 멈추는 작용(지혈)의 이상을 다루는 진료과다. 혈액종양내과에서 진단·치료하는 병에는 철결핍성 빈혈, 악성 빈혈, 용혈성 빈혈 등의 빈혈과 재생불량성 빈혈, 급성·만성 백혈병, 골수이형성 증후군, 악성 림프종, 다발성 골수종, 혈소판 감소증, 혈우병 등이 있다.

(심장)혈관외과

혈관외과는 동맥·정맥이나 심장의 병을 진단·치료하는 외과의 한 분야다. 혈관외과에서 진단·치료하는 병에는 하지정맥류과 심부정맥혈전증, 폐경색, 복부대동맥류, 폐색성 동맥경화증 등이 있다.

가정의학과

가정의학과는 질병의 예방 및 조기 발견과 관리, 건강 상태의 유지, 환자의 지속적인 관리 등을 담당하며 일차 진료를 제공한다.

호흡기내과

호흡기내과는 기관지~폐에 걸쳐 호흡에 관련된 기관을 전문적으로 진단·치료하는 진료과다. 호흡기내과에서 진단·치료하는 병에는 폐렴, 결핵을 통한 감염증, 폐암, 기관지 천식, 아토피성 기침, 만성폐색성 폐질환, 간질성 폐렴, 폐섬유증 등이 있다.

유방외과

유방외과는 유방암 등 유선의 병을 진단하고 수술이나 보조 요법(내분비 요법, 화학 요법) 등의 치료를 담당하는 진료과다.

통증클리닉

통증클리닉은 '통증 치료의 전문 외래'다. 머리에서 발끝까지 온몸의 다양한 통증을 진단·치료한다.

비뇨기과

비뇨기과는 신장에서 방광, 요관, 전립선 같은 소변의 통로와 남성 생식기(고환 포함)를 비롯해 부신 같은 장기에서 생기는 병을 진단·치료하는 외과다.

정형외과

정형외과는 근육이나 뼈의 병 또는 외상을 다루는 진료과다. 척추, 손, 발 등 온몸의 운동 기관을 구성하는 뼈, 관절, 근육, 인대, 힘줄, 척수, 신경의 병과 부상에 의한 손상, 손발의 선천성 질환 등을 치료한다.

내분비내과

내분비내과는 몸속 '호르몬'의 이상으로 생기는 다양한 병의 진단과 치료를 실시하는 진료과다.

산부인과

'산과'는 임신과 출산, 신생아를 담당한다. '부인과'는 여성 생식기(자궁, 난소, 나팔관, 질 등)의 병을 담당하는 진료과다.

흉부외과

흉부외과는 폐나 기관, 기관지, 종격, 흉벽, 횡격막 등 호흡과 관련된 기관에 걸리는 병 중 외과적인 치료가 필요한 것을 대상으로 하는 진료과다.

일반외과

일반외과는 소화기(식도, 위, 소장, 대장, 항문, 간, 담낭, 담관, 췌장, 비장) 전반에 관한 병 가운데 외과적 치료가 필요한 병에 대해 전문적인 진료를 실시하는 진료과다.

소화기내과

소화기내과는 위나 장 등의 소화기와 간, 담도(담낭, 담관), 췌장 등의 병을 진료한다. 여기에서 진단·치료하는 증상에는 복통, 식욕 부진, 검은 변·혈변, 황달 등이 있다. 건강검진에서 '내시경 재검사 요함'이라는 결과가 나왔을 때도 소화기내과를 찾아간다.

이비인후과

이비인후과는 코, 귀, 목구멍의 병을 다루는 진료과다. 또 안면 신경 마비와 현기증, 침샘 질환 등도 이비인후과에서 진단·치료한다. 이비인후과는 기본적으로 외과 계열이지만 내과적인 측면도 있다. 눈과 뇌를 제외한 쇄골 윗부분의 병을 외과적·내과적인 방법으로 치료한다.

피부과

피부과는 피부의 병을 다루는 전문 진료과다. 얼굴이나 손발, 몸 전체, 입속도 육안으로 보이는 범위는 피부과에서 치료할 수 있다. 손발톱이나 머리카락에 관한 병도 피부과에서 다룬다.

감염내과

감염내과는 '감염'을 병의 '원인'이라는 관점에서 바라보고 진단과 치료를 실시하는 진료과다.

안과

안과는 근시나 원시, 노안 등과 같이 사물이 잘 보이지 않게 되는 증상과 눈의 통증이나 이물감, 눈에서의 출혈, 눈의 피로, 사물이 뿌옇게 보이는 증상 등 눈과 관련된 이상을 진단·치료한다.

부록 2

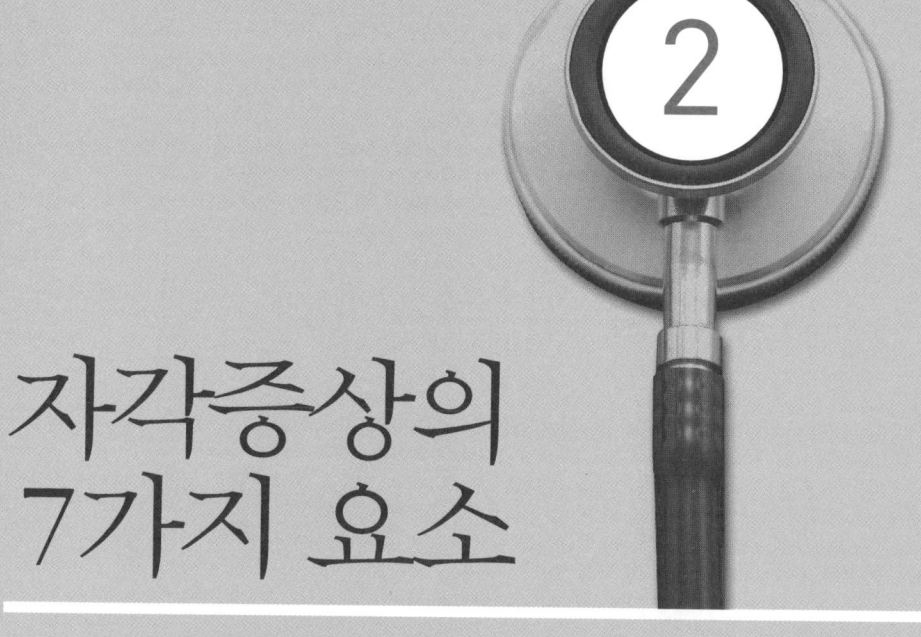

자각증상의
7가지 요소

자각증상은 '7가지의 요소'로 구성된다. 병원에 가기 전에 이 7가지 요소(194쪽 참조)에 자신의 증상을 대입해보자. 이것을 의사나 간호사에게 알리기만 해도 더욱 원활하고 정확한 진료와 진단을 받을 수 있을 것이다. 다음 쪽의 예시를 참고하기 바란다.

자신이나 가족이 병원에 갈 때 '자각증상의 7가지 요소'를 적어보자. 적은 내용을 그대로 의사나 간호사에게 보여줘도 좋다.

| 어디가 | 어느 부위에 증상을 느끼는가?
예) 오른쪽 장딴지. |

| 어떤 느낌 | 'OO와 같은 통증' 등 구체적으로 적는다.
예) 바늘로 쿡쿡 찌르듯이 아프다. |

| 어느 정도 | 비유적으로 설명하면 증상을 알리는 데 도움이 된다.
예) 걸을 수 없을 만큼 아프다. |

| 언제 | '무엇을 하고 있었는지'도 중요하다.
예) 100m 정도 계속해서 걸었더니 증상이 나타났다. |

| 어떻게 되었나? | 시간의 경과와 함께 증상이 어떻게 변화했는가?
예) 5분 정도 앉아서 쉬었더니 나아졌다. |

| 어떻게 하면 | 증상이 나타나거나, 심해지거나, 약해진 계기는?
예) 자전거를 타도 아파온다. |

| 동시에 | 함께 느끼는 여러 증상을 전부 알린다.
예) 오른발 끝이 차가운 느낌이 든다. |

⇒ 진단은 '폐색성 동맥경화증'

어디가	
어떤 느낌	
어느 정도	
언제	
어떻게 되었나?	
어떻게 하면	
동시에	

어디가	
어떤 느낌	
어느 정도	
언제	
어떻게 되었나?	
어떻게 하면	
동시에	

어디가	

| 어떤 느낌 | |

| 어느 정도 | |

| 언제 | |

| 어떻게 되었나? | |

| 어떻게 하면 | |

| 동시에 | |

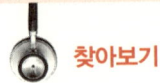

찾아보기

ㄱ

가래 121, 259
가려움 247
가슴 두근거림 91, 95
가슴 통증 69, 73, 76, 80, 84, 87
가정의학과 127, 146, 156, 218
간 176
간주위염 174
감기 47, 99, 101, 104, 107, 110, 118, 121, 162, 242
감기약 103, 118
감염 47, 205, 209, 212
감염내과 111
감염성 심내막염 103
갑상샘 101, 201
갑상샘 호르몬 101, 192, 201
갑상샘기능저하증 200
갑상샘기능항진증 102, 191
거식증 189
건강진단 26, 134, 145, 158, 259, 261, 264, 267
결핵균 110
경견완증후군 136, 140
경련 47
경추증 137
경추헤르니아 137
고름 121, 209

고열 217
고(高)콜레스테롤 69, 73, 151, 173, 238
고혈당 145
고혈압 69, 73, 88, 151, 173, 224, 237
고환 205, 217
공황장애 94
과민성장증후군 168
구역질 21, 55, 60, 69, 95, 161, 164, 198
구토 19, 60, 69, 198
군집성 두통 32
궤양 155, 181
궤양성 대장염 180
귀울림 55
근육 위축 141
급성 신우신염 216
급성 전립선염 211
급성 충수염 155, 160
기관 126
기침 99, 110, 115, 118, 121, 123, 126, 221, 259
기침이형천식 114, 127
기흉 80
긴장 20, 95
긴장성 두통 23, 29, 44
길랭-바레 증후군 241

● ㄴ

나팔관 파열 184
나팔관임신 155, 175, 183
내과 99, 102, 108, 127, 146, 206, 218, 226
내분비내과 102, 193, 202
내시경 105, 248
내장지방 164
노작성 협심증 72
뇌경색 172, 236, 240, 261
뇌수막염 46
뇌졸중 255
뇌종양 36, 40
뇌척수액 41
뇌출혈 237
눈물 33
눈의 가려움 123

● ㄷ

다이어트 164, 192, 188
당뇨병 69, 73, 144, 151, 173, 237
대동맥해리 86
대변 264
대변검사 264
대사 192
대상포진 246
대장 181
대장균 205, 217
대장암 263
대장항문과 265

돌발성 난청 196
돌연사 190, 267
동맥 87, 224
동맥경화 69, 73, 87, 151, 172, 237, 240
동맥류 43, 224
두개내 저압성 두통 39
두통 19, 24, 26, 29, 33, 37, 40, 43, 47, 50, 251
두통 발작 34
두통약 20, 29, 35, 50
두통외래 21, 30, 34, 51
등 87, 217
떨림 102

● ㄹ

레이저 치료 124
렐팩스 21

● ㅁ

마름 164, 189, 192
마비 47, 88, 237, 240, 243, 261
망막 146
맥살트 21
멍울 234
메니에르병 54, 62
미열 107, 109, 181

● ㅂ

바이러스 247

박동 19
반고리관 59
발열 47, 99, 101, 104, 209, 212
발진 105, 247
발치 104
방광염 204, 217
배뇨통 212, 217
백혈구 107
백혈병 106
변비 169, 201
복막염 161
복부대동맥류 파열 223
복통 161, 164, 173, 181, 224
부비강염 27, 120
부인과 234
부정맥 65, 77, 173, 190, 237, 243, 261
부정출혈 184
불면(不眠) 26
불안감 95
불임증 175
브루가다 증후군 266
비뇨기과 176, 206, 209, 212, 218
비만 126
비타민 K 262
빈혈 134

● ㅅ

사랑니 27
산부인과 176, 185, 206, 210
상복부 158, 165, 176

상장간막동맥 172
상장간막동맥 증후군 163, 172, 190
상장간막동맥 폐색증 171
생리 134, 184
서맥성 부정맥 64
설사 169, 181, 242
설사약 190
성감염증 175, 209
성병 175
세균 47, 104, 111, 146, 156, 206, 212, 217
세로토닌 96
소변 175, 178, 205, 209, 212, 221
소화기내과 131, 134, 156, 159, 167, 181, 265
소화액 156
속쓰림 127
손목굴증후군 139
수두 247
수막 47
수면 시간 251, 255
수면무호흡증후군 254
수면제 256
수혈 185
숙면감 255
순환기내과 66, 73, 77, 84, 92, 105, 152, 162, 262, 268
술 84, 126, 131, 256
숨이 참 134
스테로이드제 116

스트레스 20, 169, 255
시력 26
시력검사 26
식도 77, 126, 132, 134
식도암 130
식은땀 69
신경내과 21, 30, 34, 51, 238, 240, 243
신경성 식욕부진증 166, 188
신경외과 21, 30, 34, 38, 41, 45, 198, 240
신경정신과 26, 96, 167, 170, 190, 252
신경통 247
신장 178, 212, 217
신진대사 201
실명 146
실신 65, 88, 224, 267
심근경색 68, 73, 88, 155, 162, 255
심방세동 172, 237, 260
심장 19, 65, 69, 73, 91, 95, 102, 104, 192, 261
심장 발작 267
심전도(검사) 77, 91
십이지장 155, 164

● ○ ─────────

아급성 갑상샘염 100
안과 25, 146
알레르기성 비염 122
암 259
암의 허리 전이 227

압력 37, 40
압박 148, 220
애머지 21
약물과용 두통 49
약이 원인인 기침 117
양성발작성 두위현훈증 58, 62
염증 47, 176, 201
오한 212, 216
와파린 262
요관 178, 217
요관결석 177
요도 205, 209, 212, 217
요도염 208
요통 220, 224, 228, 251
우울증 27, 250
위 점막 104, 156
위궤양 158
위내시경 77, 105, 132, 134, 158, 192
위산 126, 155, 159
위식도역류질환 125
위·십이지장 궤양 154
위암 157
위염 158
위장약 159, 162
유방암 232
유방암 검진 233
유방외과 234
유산 184
응급실 34, 44, 47, 57, 63, 71, 81, 88, 119, 179, 198

289

의식장애 47
이미그란 20, 29, 35, 50
이비인후과 27, 56, 60, 121, 124, 198
이코노미클래스 증후군 83
이형 협심증 75
인대 140
일과성 뇌허혈 발작 239
일반외과 162, 182, 234, 265
일어설 때 생기는 현기증 65, 134, 185, 224
임신 184

● ㅈ
자가검진 233
자궁외임신 184
자살 251
자연기흉 79
자율신경 243
자율신경실조증 41
잔뇨감 205, 218
장 169, 172
재채기 123, 221
저림 47, 137, 140, 145, 148, 151, 221, 237, 240, 243
전두부 27, 121
전립선 212
전이 228
점비제 21, 35, 124
정신과 252
정형외과 26, 138, 141, 149, 221, 228

조막 21
조조 각성 251
조조 두통 37
종양 38
종합건강검진 131, 265
주사약 21
중추성 현기증 61
지주막하 출혈 42, 47

● ㅊ
채혈 107
척추 148, 220
척추관협착증 147, 151
천식 115
철분제 134
청력 197
체중 감소 102, 159, 190
체중 증가 201
초음파 검사 178, 226
추간판 220
추간판 탈출증 219
출혈 43, 107, 184, 224, 264
충수 161
충치 27, 104
췌장 156
측복부 178
치과 27
치질 264
침 237

ㅋ

카테터 수술 92
콧물 33, 121, 123
클라미디아 175

ㅌ

탁한 소변 205, 209, 212
통증클리닉 248

ㅍ

편두통 18, 24, 29, 44
편측마비 237
폐결핵 109
폐렴 98
폐색성 동맥경화증 148, 150
폐색전증 82
폐암 258
플럼머-빈슨 증후군 133
피부과 248
피하주사 35

ㅎ

하복부 155, 176, 178
한기 212
항생제 176, 209, 218
헬리코박터 파일로리균 156
혀 237
현기증 47, 55, 59, 62, 65, 95, 198
혈관 44, 63, 69, 73, 83, 87, 105, 151, 164, 172, 224, 237, 261

혈관외과 84, 152
혈뇨 178, 205, 212
혈당치 145
혈변 169, 264
혈압 243
혈액검사 108
혈액종양내과 108
호흡 80, 243
호흡곤란 69, 80, 84, 115, 118
호흡기내과 81, 111, 116, 119, 256, 259
혼합형 두통 28
화분증 123
화상(畵像)진단 228
후유증 47, 243
흉부외과 81, 259
흡연(담배) 69, 73, 126, 131, 151, 173

기타

CT 19, 192, 229, 248, 259
MRI 19, 228
WPW 증후군 90
X선 259

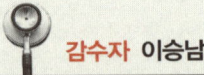 **감수자 이승남**　　　　　　　　　www.clinicbest.co.kr

강남베스트클리닉, 컬러다이어트센터 원장. 서울대학교 의과대학에서 가정의학을 전공하고, 서울대학교병원 가정의학과 수련의를 거쳐, 서울대학교병원과 한양대학교병원 외래교수로 활동하고 있다. 포천중문의대 대체의학 과정, 국립암센터 암 고위지도자 과정 연수 등을 통해 쌓은 다양한 의학지식을 바탕으로 현대의학과 대체의학을 아우르는 전문가로 알려져 있다.

KBS '생로병사의 비밀', SBS '잘먹고 잘사는 법' 등 여러 방송 프로그램에서 '국민 건강 주치의'로 활동했으며, 조선일보, 중앙일보 등 주요 일간지 및 전문지에 칼럼을 게재하고 있다. 저서로는《내 몸을 살리는 생활 속의 웰빙항암식품》,《제철에 제대로 먹자》,《물로 10년 더 건강하게 사는 법》,《건강에 목숨 걸지 마라》,《밥상의 유혹》등이 있으며《얼굴을 보면 병이 보인다》,《매일매일 건강주스》등의 책을 감수했다.

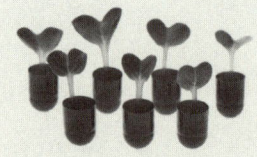

지은이 안도 미쓰루 安東 満   ando70@po8.oninet.ne.jp

히로시마대학 의학부를 졸업하고 방사선외과를 거친 뒤, 기업 근로자들의 건강진단을 담당하는 산업의로 다년간 활동했다. 공장, 기업체 등에서 일하는 평범한 사람들을 진료하면서 의외로 많은 사람들이 위중한 증상을 무시하며 살거나 일시적인 증상에 대해 크게 걱정하며 전전긍긍한다는 사실을 알았다. 또한 자신의 증상을 제대로 설명하지 못하거나, 의사에게 꼭 알려야 하는 중요한 단서가 무엇인지 몰라서 치료시기를 놓치는 사례들도 많이 보았다. 특히 인터넷에 떠도는 잘못된 정보나 의료광고에 나오는 위험한 정보들을 맹신하는 사람들을 보고 경각심을 느낀 그는 ㈜소켄카를 열고 건강진단과 종합진료를 하며 의료 컨설팅과 의료정보 서비스를 제공하고 있다.

저서로는 《하루 5분 쓰면서 배우는 심전도 지식》이 있다. DVD 영상을 보면서 유방암 자가검진을 할 수 있는 '누구나 간단! 오늘부터 시작하는 유방암 자가검진'을 직접 기획·제작하기도 했다.

 옮긴이 김정환

건국대학교를 졸업하고, 동경외국어전문학교 일한통역과를 수료했다. 현재 번역 에이전시 엔터스코리아에서 출판 기획 및 일본어 전문 번역가로 활동 중이다. 역서로는 《몸이 따뜻해야 몸이 산다》, 《거친 곡물이 내 몸을 살린다》, 《독이 되는 채소, 약이 되는 채소》, 《50세부터 시작하는 생활운동 건강법》, 《화장품의 진실》, 《키위 스키너트》 외 다수가 있다.

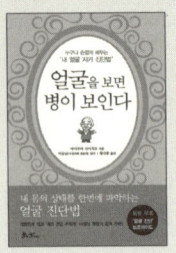

얼굴을 보면 병이 보인다
야마무라 신이치로 지음 | 이승남(가정의학과 전문의) 감수 | 황선종 옮김 | 12,000원

얼굴에 돋아난 뾰루지, 기미, 점 등은 우리 몸속 내장 기관이 우리에게 보내는 경고 메시지. 피부, 눈, 코, 입, 귀 등에 드러난 현상을 통해 내 몸의 문제와 그 원인, 또 해결법까지 알려준다. '얼굴진단 브로마이드'가 특별부록으로 실려 있다. (추천 : 중년 남성 및 주부, 건강에 관심이 많은 직장인들이 쉽게 자가진단할 수 있도록 돕는 책)

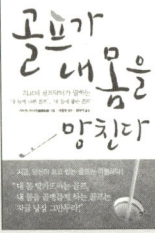

골프가 내 몸을 망친다
사이토 마사시 지음 | 서경묵 감수 | 김숙이 옮김 | 13,000원

최고의 골프닥터가 말하는 '내 몸에 나쁜 골프', '내 몸에 좋은 골프.' 비거리와 스코어에 집착하는 골프, 프로의 플레이를 흉내 내는 골프, 시합 전후의 준비와 점검이 없는 골프, 몸을 착취하는 골프 등 잘못된 골프 습관이 가져오는 폐해를 알기 쉽게 설명하면서, 더욱 건강하고 젊어지는 골프 방법을 체계적이고 과학적으로 설명한다.

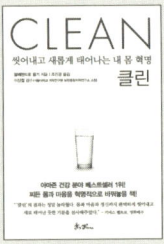

클린 : 씻어내고 새롭게 태어나는 내 몸 혁명
알레한드로 융거 지음 | 조진경 옮김 | 이상철 감수 | 15,000원

이유 없이 몸이 무겁고, 소화가 안 되고, 자도 자도 늘 피곤하다면? 지금 당장 '클린'을 시작하라! 미국 최고의 정화, 해독 전문가가 알려주는 내 몸 대청소! 피로와 독소에 찌든 당신의 몸을 새로 태어나게 해줄 것이다. (출간 즉시 아마존 건강 분야 베스트셀러 1위! 유명 인사들이 강력 추천한 책)

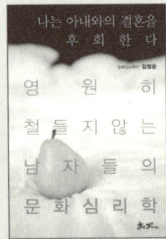

나는 아내와의 결혼을 후회한다
김정운 지음 | 13,000원

성공을 향해 달음질쳐보아도 왠지 행복과는 점점 거리가 멀어지는 듯하고, 위로받고 싶지만 딱히 누군가에게 하소연할 수도 없는, 이 땅의 남자들을 위한 통쾌한 처방전이다. 통렬한 입담에 박장대소하다 보면, 소박한 공감과 위로를 발견할 수 있다. (추천 : 의무와 책임만 있고 재미는 잃어버린, 이 시대 남자들을 위한 심리에세이)

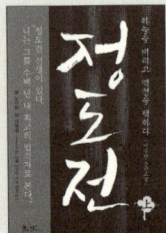

정도전 : 하늘을 버리고 백성을 택하다 上·下
이수광 지음 | 각권 11,000원

이성계와 함께 조선을 건국한 인물 정도전. 그가 '백성의 마음을 얻지 못하면, 백성이 군주를 버릴 것이다!'라는 민본사상을 형성하기까지의 과정과 조선이라는 나라에서 죽음을 무릅쓰고 《조선경국전》을 통해 이를 실천해내는 모습이 박진감 넘치는 소설로 펼쳐진다. (추천 : 역사에서 귀감을 얻어, 보다 나은 현재와 미래를 꿈꾸는 모든 사람)

함께 보면 좋은 책들

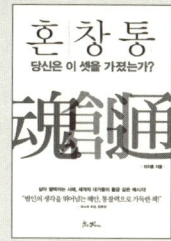

혼·창·통 : 당신은 이 셋을 가졌는가?
이지훈 지음 | 14,000원

세계 최고의 경영대가, CEO들이 말하는 성공의 3가지 道, '혼(魂), 창(創), 통(通)'! 조선일보 위클리비즈 편집장이자 경제학 박사인 저자가 3년간의 심층 취재를 토대로, 대가들의 황금 같은 메시지, 살아 펄떡이는 사례를 본인의 식견과 통찰력으로 풀어냈다. (추천 : 삶과 조직 경영에 있어 근원적인 해법을 찾는 모든 사람)

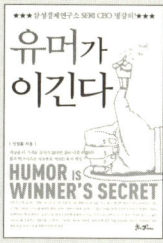

유머가 이긴다
신상훈 지음 | 13,000원

유머는 딱딱한 머리를 말랑하게 해주는 최고의 '유연제'이자, 막힌 가슴을 쾅 뚫어주는 '소통의 묘약', 21세기 리더십의 필수요소다. 20년 넘게 개그작가로 활동하며 대한민국 최고의 유머코치로 정평이 난 신상훈 교수의 유머레슨을 책으로 만난다. (추천 : 회의, 연설, 파티, 주례사 등 리더를 위한 상황별 유머비법 총망라)

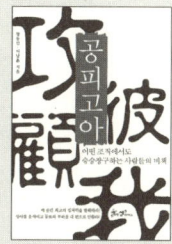

공피고아 : 어떤 조직에서도 승승장구하는 사람들의 비책
장동인·이남훈 지음 | 14,000원

회사에서는 일만 잘하면 된다고 생각하는 순간, 당신의 조직생활에 위기가 시작된다. 일을 제대로 하고 싶다면, 당신과 그 일을 함께할 '사람'을 먼저 배워라. 조직과 사람이 움직이는 원리를 관통하는 10가지 키워드와 명쾌한 대응전략! (추천 : 가장 현실적인 '직장생활의 정공법'을 익히고 싶은 이들을 위한 책)

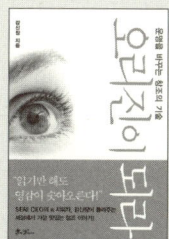

오리진이 되라
강신장 지음 | 14,000원

더 나은 것이 아니라, 세상에 없는 것을 만들어라! 창조의 '오리진'이 되어 운명을 바꿔라! CEO들을 창조의 바다로 안내한 SERI CEO, 그 중심에 있던 강신장이 말하는 세상에서 가장 맛있는 창조 이야기. 이제 세상을 다르게 보는 길이 열린다! (추천 : 읽기만 해도 창조의 영감이 솟아오르는 텍스트를 기다려온 모든 이들을 위한 책)

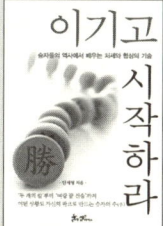

이기고 시작하라
안세영 지음 | 13,000원

어떤 상황도 '자신의 판'으로 만드는 승자의 수(手)! 칭기즈칸부터 이순신, 빌 클린턴에 이르기까지 세기의 승자들에게서 '이기는 기술'을 배운다. 국내 최고의 협상전문가이자 서강대 교수인 저자가 해박한 역사 지식과 실전에서 체득한 비즈니스 사례를 독창적인 통찰력으로 풀어내며 '백전불패의 전략'을 전수한다.

이런 증상, 무슨 병이지?